Let's ask
a doctor
mental
health

心のお医者さん
に聞いてみよう

大人の愛着障害

「安心感」と「自己肯定感」を育む方法

精神科医・川崎医科大学付属病院心療科
村上伸治 監修

大和出版

はじめに

愛着とは子どもが親に対して、親が子に対してもつ相互の情愛的なやりとりでつくられる絆です。人は、親との愛着関係のなかで自己肯定感や基本的安心感を育み、人生を自ら切りひらく力を身につけます。

ところが親子関係に問題があり愛着がうまく形成されていないと、その後の人生にさまざまな影響を及ぼします。愛着は人という建物の土台になります。愛着が弱いと、基礎工事の弱い建物のように脆弱で、心が安定しません。うつや依存症など精神疾患をくり返す人のなかには、愛着に問題を抱えている人が少なくありません。

「愛着障害」とは正確には小児に限られた病名です。大人の場合、愛着障害とはいえないため、私は広く「愛着の問題」と呼んでいます。

愛着の問題を抱えている人は、必ずしも親からの虐待を受けてきたわけではありません。そうした逆境体験はないのに、自己肯定感や基本的安心感が乏しい方が多くいます。それは愛情不足というより、むしろ少子化のなかで、親は「理想の子ども」を育てようとするため、子どもは「ありのままの自分」を「理想からはずれたダメな子」だと思ってしまうなどの、現代社会の病理が見えてきます。

本書を手にしたみなさんは、「自己肯定感が乏しい」「自分がきらい」「親との関係が苦しい」などを感じているのかもしれません。ページを読み進めながら、ご自身についてふり返ってみてください。もしそれが愛着の問題なのだとわかったら、自分の手で愛着を再構築することに挑戦してみませんか。真の意味で大人になるため、損なわれてしまったあなた自身をとり戻していきましょう。

精神科医・川崎医科大学附属病院心療科
村上 伸治

CONTENTS

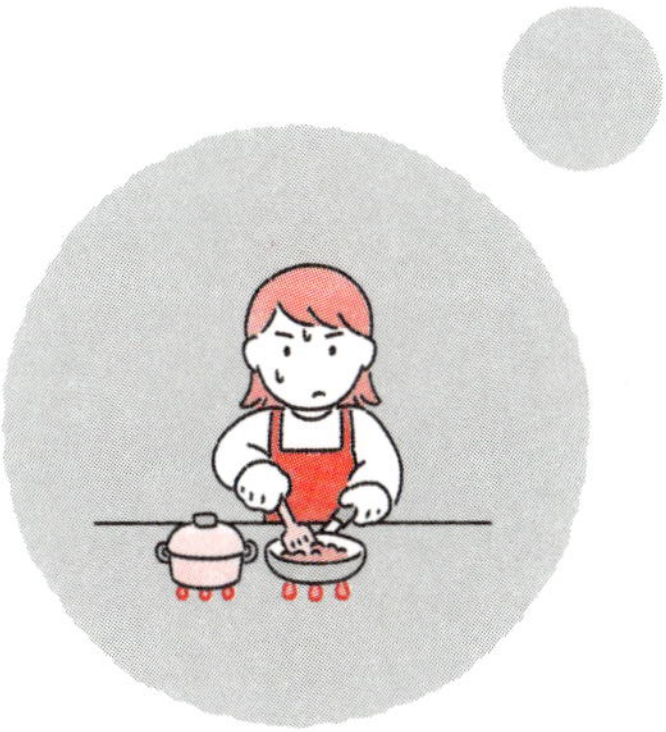

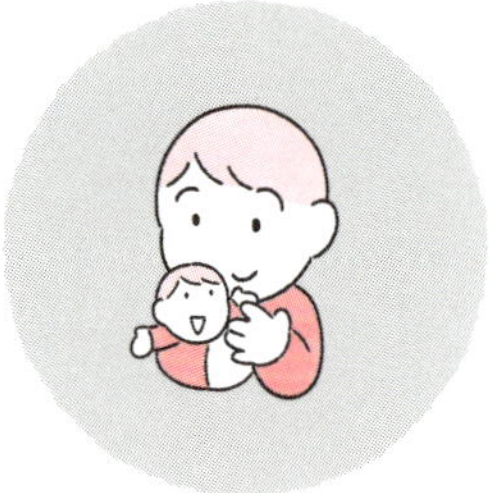

CONTENTS

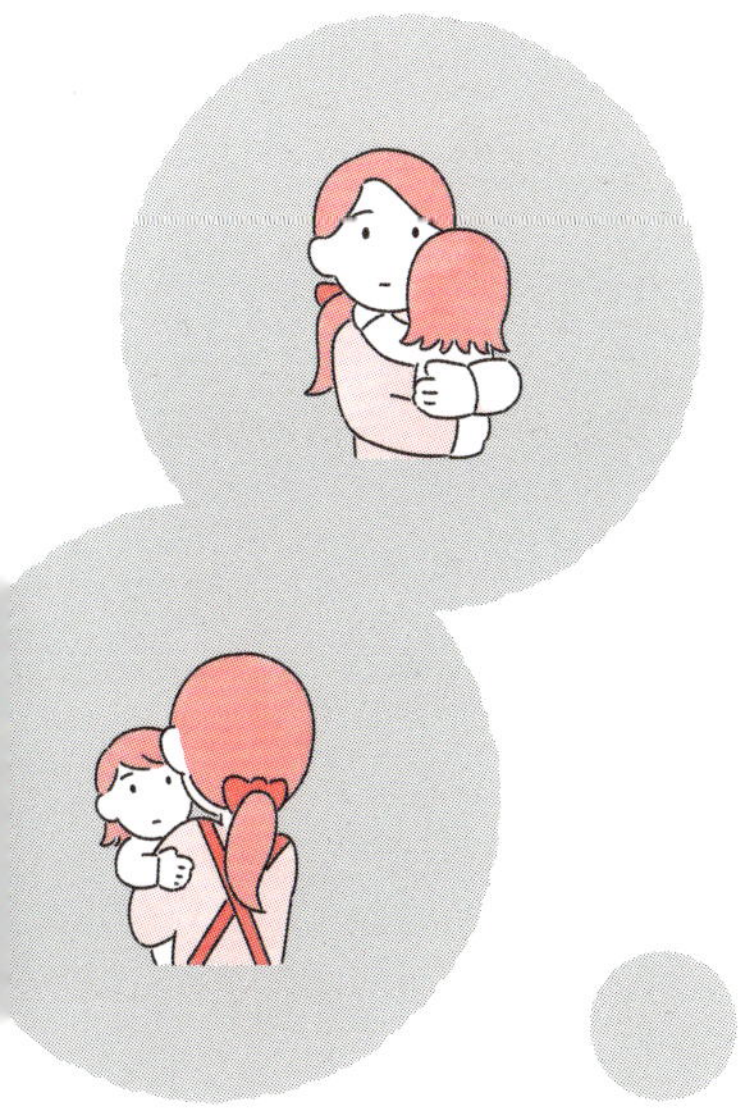

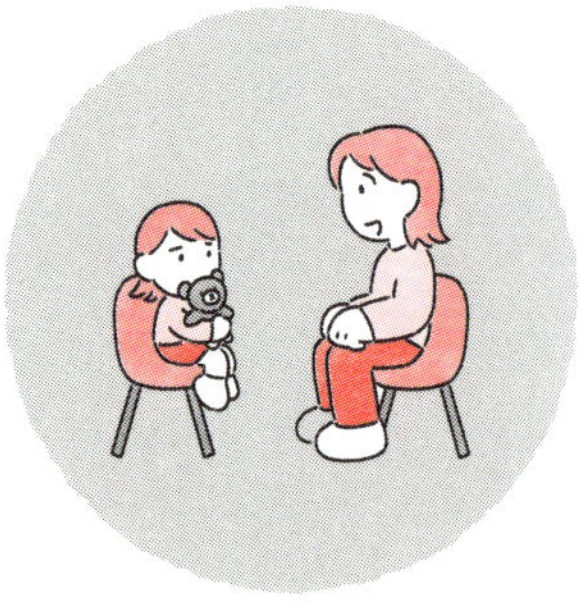

イラスト●イケマリコ
デザイン●酒井一恵

Part1

愛着の問題

いまの自分の
思考のクセには
どんな背景があるのか？

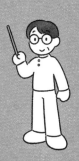

人の顔色が気になって仕方ない、
絶対に他人には頼れない、
自分だけががまんすればいいと思う……。
愛着形成に問題を抱えている人には
特有の傾向が見られます。
いまの自分について考えるために
これまでの自分をふり返ってみましょう。

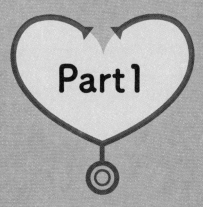

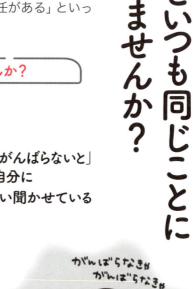

気づくといつも同じことに悩んでいませんか？

自己犠牲＆自責思考になりやすい

　あなたはいつも心の奥で「人に迷惑をかけてはいけない」と思っていませんか。問題が起きると「自分のせいだ」と、自分を責めてしまうのではないでしょうか。愛着の問題を抱えている人には、「自分が犠牲になればいい」「自分に全責任がある」といった思考のクセが見られます。

こんなことはありませんか？

＼あなたは大丈夫？／

自分にむち打って働かせる

体が動けないほど疲れていても、自分をつねったり、頭を叩いたりして、奮起して働こうとしてしまう。

□「がんばらないと」と自分に言い聞かせている

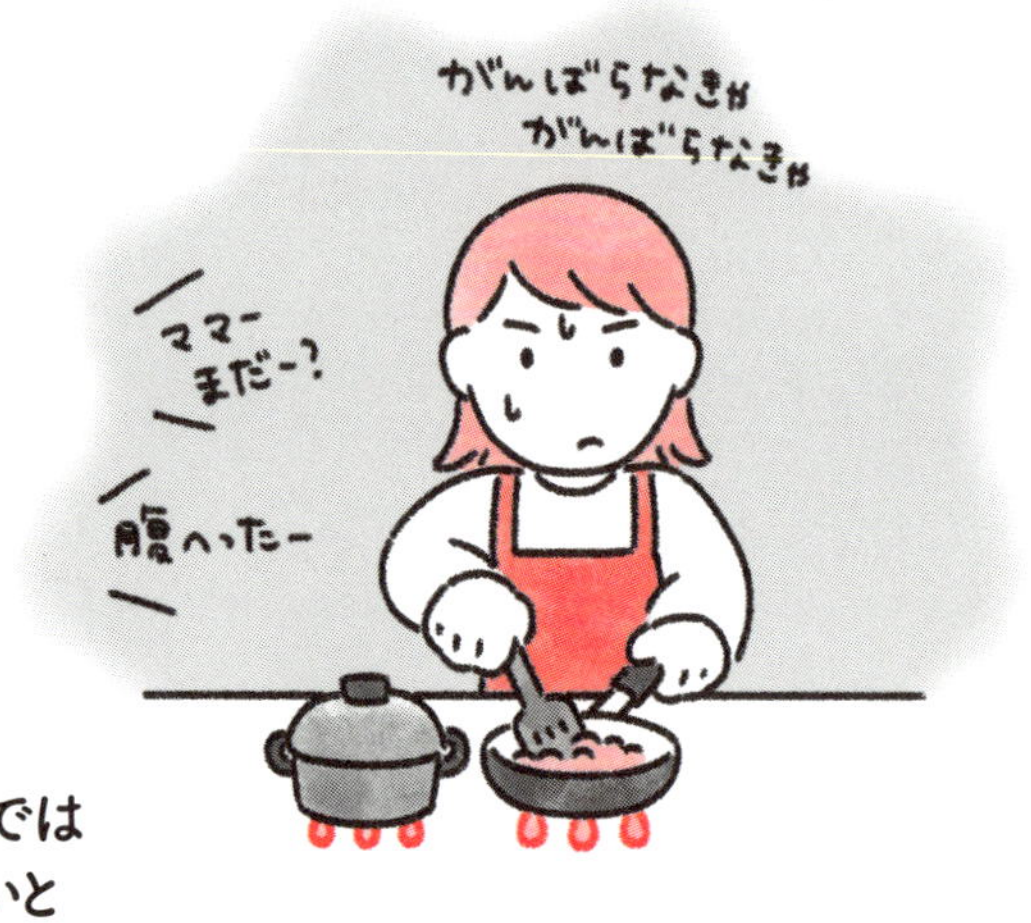

がんばらなきゃ
がんばらなきゃ
ママーまだー？
腹へったー

□泣いたら負けだと思っている（だが無性に泣きたくなることがある）

□子どもやパートナーの前では絶対に泣いてはいけないと思っている

□「自分ががまんすればいいんだ」と思っている

他人には徹底的に気をつかってしまう

職場でも家でも、気づくといつも周囲に気をつかっていませんか。他人といるとき、つねに相手の機嫌を損ねないようにふるまったり、相手が居心地よく過ごせるよう配慮したりしていませんか。

以下のような傾向がある人は、小さい頃から親や先生、まわりの大人の表情や反応を見ては、「がっかりさせないように」「相手が喜ぶように」と、気をつかい続けてきたのかもしれません。

□ **職場ではテンションを上げて、いつも元気にふるまっている**

□ **（小さい頃から）人には徹底的に気をつかう**

□ **気をつかいすぎて人を引かせたり、イラつかせたりすることがある**

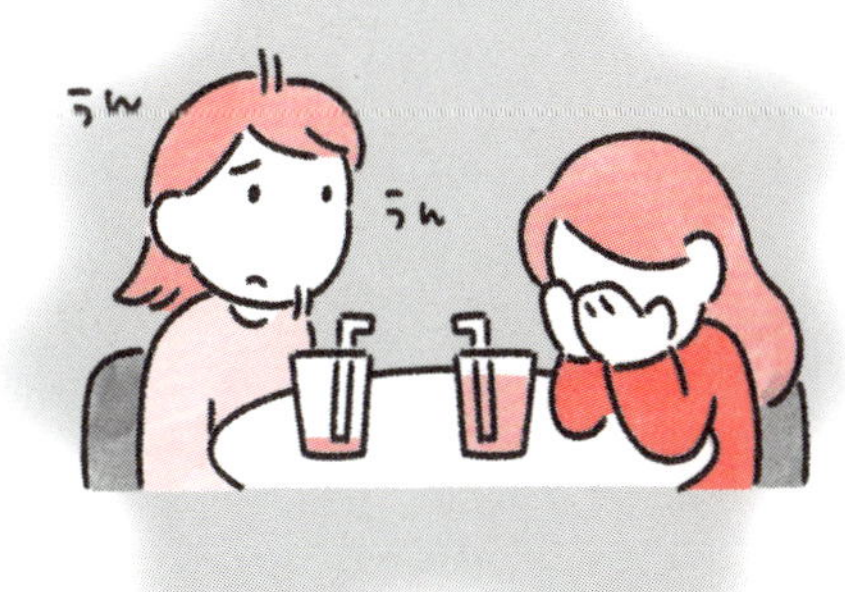

□ **人の相談によく乗る**

□ **相手の話をひたすら聞くことが多い**

□ **気をつかわなくて済む人などいないと思っている**

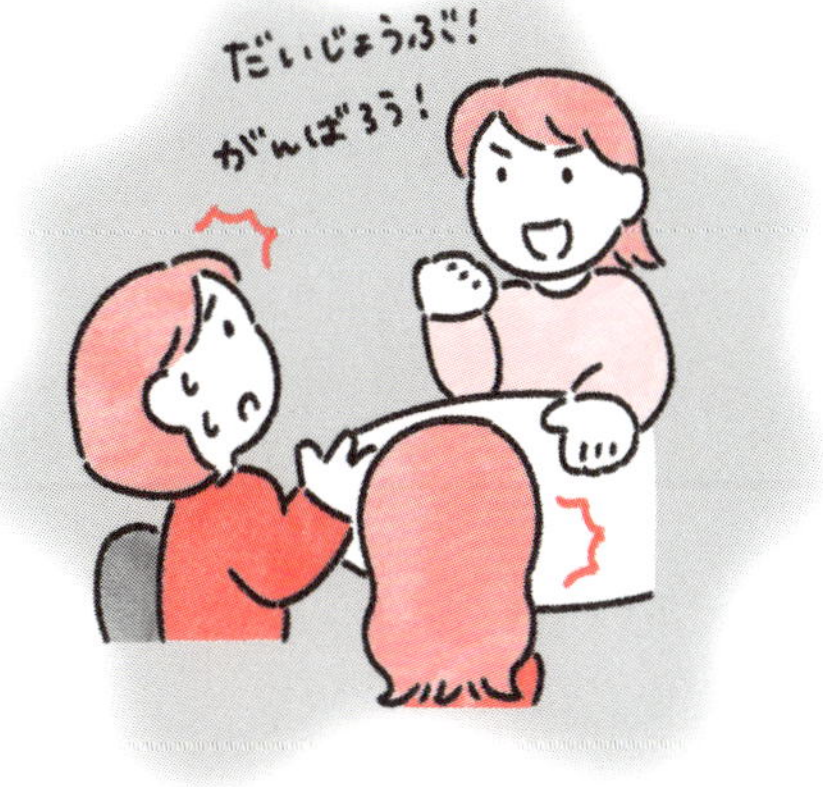

□ **困っている人を見るとつい声をかけてしまう（ほうっておけない）**

□ **相談してもらえるのは嬉しいけど、すぐしんどくなる**

□ **他人が叱られていると、自分が叱られている感覚に襲われる**

いつから「いまの自分」ができあがったのでしょう？

自分を追い詰めがんばってきた

失敗して落ち込むことは誰にでもあります。でもそのたびに大きなダメージを受け、うつ病や不安症などの精神的問題が生じているなら、いつからいまの思考パターンができたのか、幼少期の記憶を思い出してください。自分を追い詰め、無理な“がんばり”を強いてきた理由を見つけていきましょう。

A山A子さんのケースを参考に あなた自身をふり返ってみよう

パニック症とうつ病で精神科にかかっていたA山A子さん。治療中に医師から幼少期のことを指摘され、幼少期からいままでのことをふり返ってみることに。あなたもA子さんの受け答えを参考に、自分自身についてふり返ってみよう。

Case

A山A子さん（35歳）

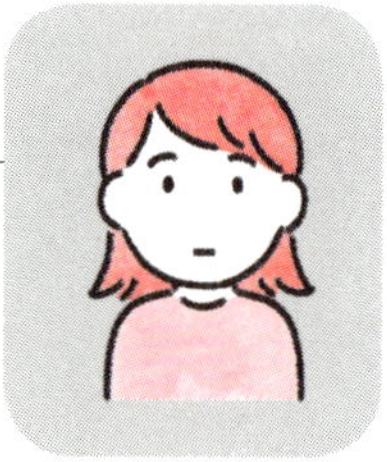

●家族構成
夫と小学生の子どもの3人暮らし

●職業
福祉施設のスタッフ

●病歴
大学生のときにパニック症を発症。その後うつ病を併発。回復と再発とをくり返している。

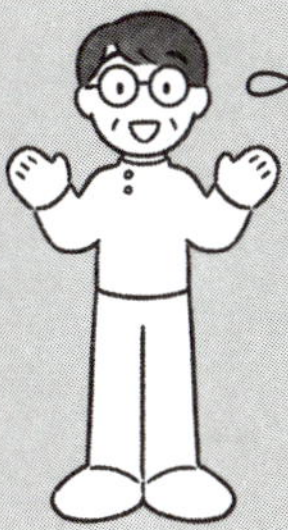

いまのあなたは、どういう状態にありますか？

がんばらないといけないと思っています。

でもすぐに調子を崩してしまって……

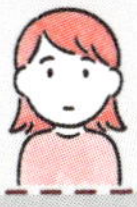

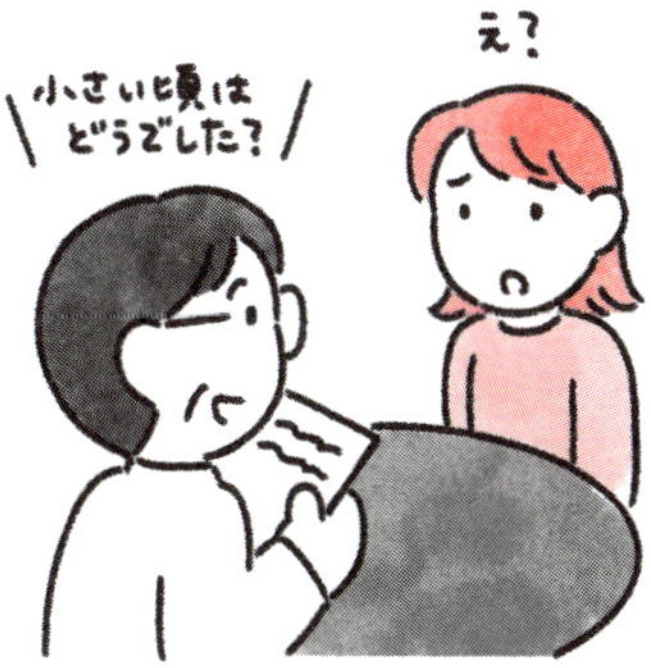

●薬で抑うつが落ち着いたものの……

結婚して出産し、育休を終えて職場に復帰しました。しかし、職場の状況が変わり、上司が病気で休職してしまいました。それまで頼りにしていた人がいなくなり、業務がうまく回らなくなりました。

私も仕事を抱え込み、精神的に追い詰められる日々。仕事と家庭の両立に疲弊し、精神的な負担は増すばかりでした。抑うつがひどくなり、限界を感じた私は精神科を受診し、薬物療法を受けました。薬を服用することで一時的には症状が落ち着き、少し安心しました。

●過去に目を向けてみることに

「このままじゃいけない、もっとがんばらなければ」と思い、再び気力をふるい立たせ、日常生活や仕事に戻りました。

しかし、それから１か月も経つと、またしても同じ症状が再燃してしまいました。頭が重く、心が沈む感覚が襲い、集中力も続かなくなりました。

医師に相談するなかで、医師から私の心の奥深くにある感情について指摘がありました。幼少期からのできごとについて、ふり返ってみたらどうかと言われました。


あなたはどうですか？

いまのあなた自身の状態について言葉にしてみましょう。

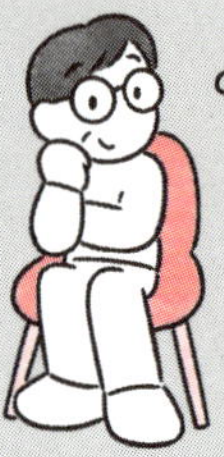

小さいとき、どんな子どもでしたか？

しっかりした子だと言われてきました

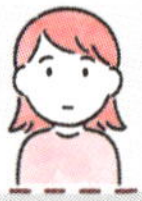

●「ちゃんとしてね」と言われていた

長女です。4歳のときに弟が生まれました。そのとき母から「もうお姉ちゃんなんだからね」「ちゃんとしてね」と言われたことを覚えています。

母は学校の教師として働いており、つねに忙しくしていました。父も仕事が忙しく、夜遅く帰宅することがほとんどでした。両親とともに過ごす時間は週末くらいだったような気がします。実際はどうだったのかあまりよく思い出せません。

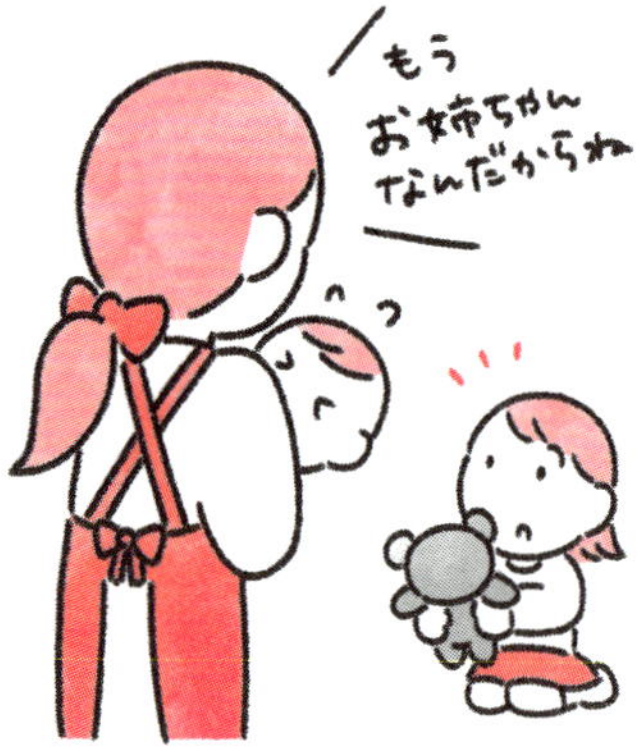

●親に頼るのはダメなのかなと思った

弟は少し手がかかる子で、母はさらに忙しくなりました。私も弟の面倒を見ないといけないのかなと思い、母のことを手伝いました。

父は家事にあまり参加していなかったように思います。ちょっと遠い存在でした。困ったことがあっても、親に頼るのはダメなのかなと思っていました。


あなたはどうでしたか？

小さいときのあなたについて思い出してみましょう。

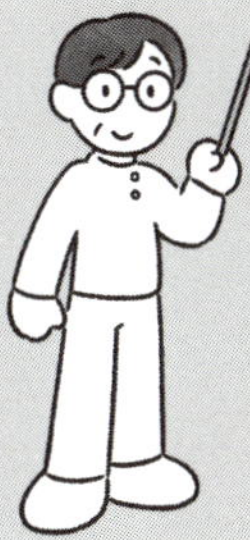

親御さんは厳しかったのですか？

あまり怒られた記憶はありません

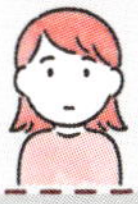

●迷惑をかけないように気をつけていた

両親から怒られた記憶はあまりありません。親からも周囲の大人からも「お手伝いをしてえらいね」とほめられることが多かったと思います。母は仕事や弟のことで大変そうだったので、迷惑をかけないように気をつけていました。小学生のときはピアノを習っていて、ピアノを弾くと母は喜ぶので練習をがんばりました。

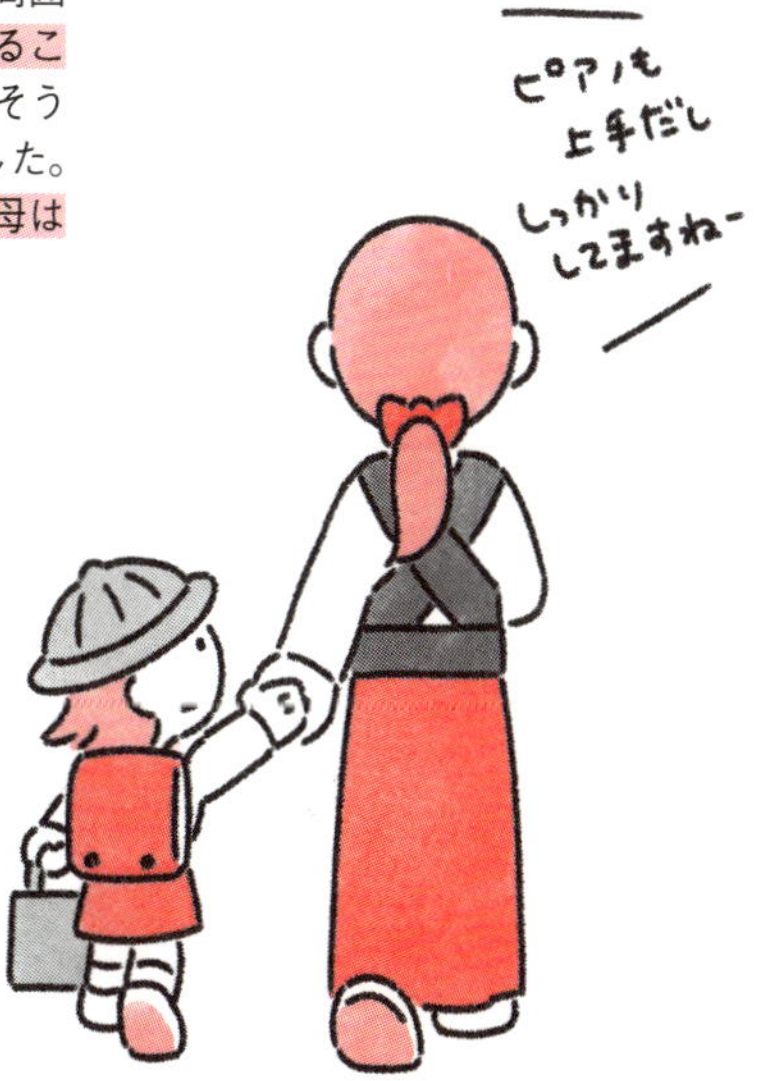

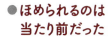

●ほめられるのは当たり前だった

学校の勉強はできるほうでした。よく委員に選ばれました。「面倒見がよく、勉強もできる子」だと見られていました。
ほめられてもあまり嬉しいとは思いませんでした。いつもほめられていたので、当たり前のことでした。逆に「もっとがんばらなければいけない」と思っていました。

あなたはどうでしたか？
小学生のときのあなたと親御さんとの関係について思い出してみましょう。

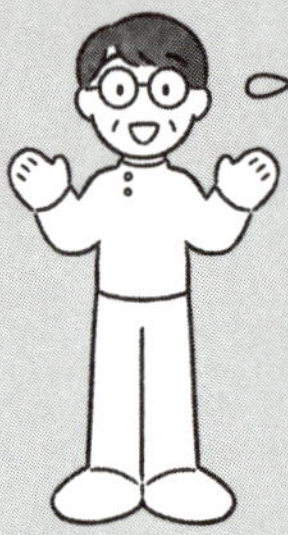

小さいとき、どんなことが怖かったですか？

失敗することがとても怖かったです

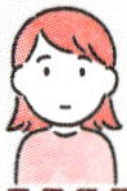

●母にがっかりされるのが怖かった

小さいときに恐怖を感じたのは「ピアノで失敗すること」。初めてのピアノ発表会で、私の前に舞台に出た子が、緊張のため弾けなくなってしまい、泣き出してしまったのです。それを見たら怖くなり、足がガクガク震えたことを覚えています。

母がその子を見て、残念そうな顔をしたので、私も弾けなかったら、がっかりされるのかなと思いました。

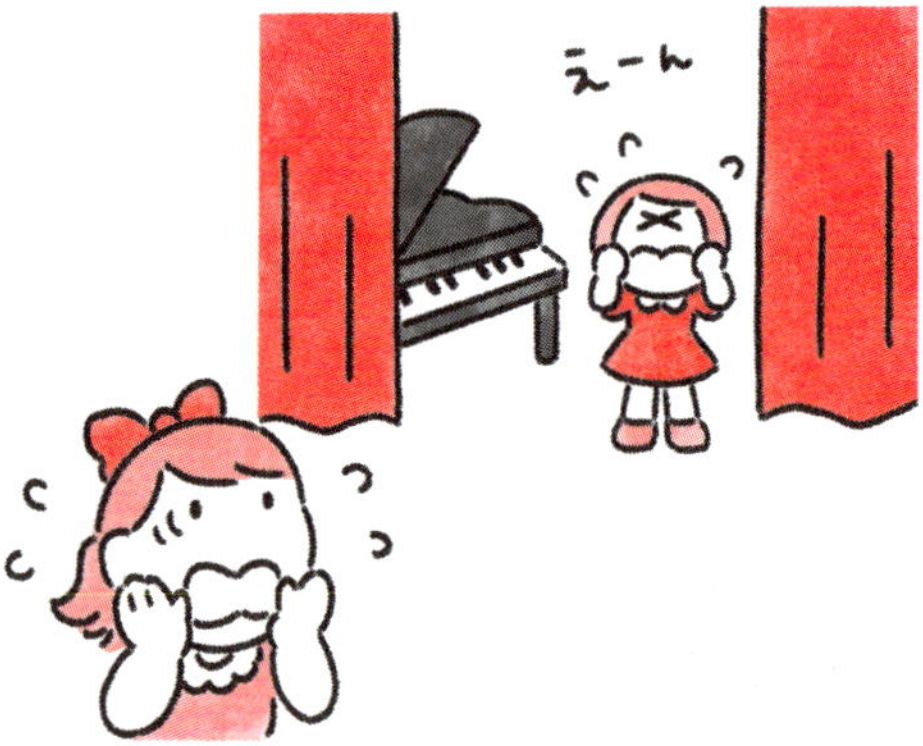

●ピアノが好きだったかはわからない

その後もピアノはがんばりました。小学５年生までやりました。その後は受験があるからやめてもいいと言われました。

ピアノが好きだったのかどうかは自分でもよくわかりません。それをやるのが当たり前のことだったので、好きかどうかはあまり考えませんでした。


あなたはどうでしたか？

あなたが小さいときにどんなことが怖くて、いやだと思っていたのか思い出してみましょう。

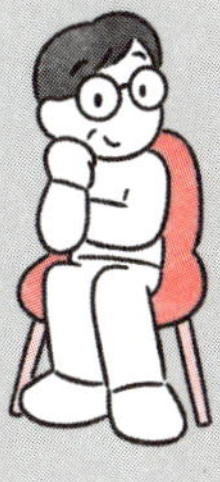

どんな10代を送りましたか？

ずっと勉強をがんばっていました

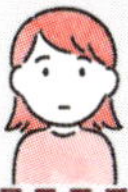

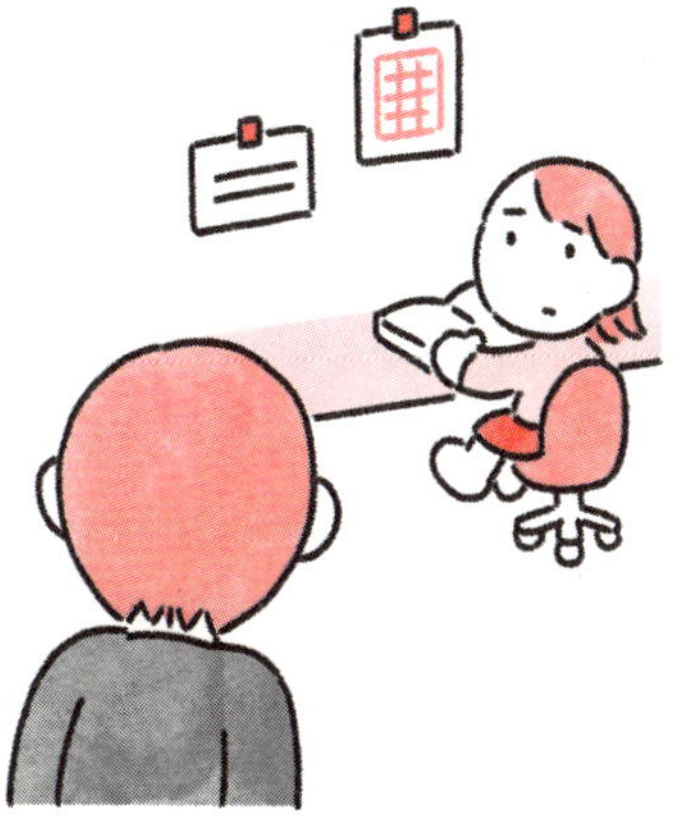

●親の希望する大学を目指した

小学生から塾に通い始めて、偏差値も割と高かったので中学受験をし、中高一貫の進学校に入りました。成績は中の上くらいでした。

親は昔から「○△大学くらい入ってくれたら」と言っていたので、そうしたほうがいいのかなと思っていました。まわりに頭のいい子が多かったので、私も後れをとらないようにがんばりました。

●なにかをするより勉強しているほうがラク

高校生になって特進コースに進みました。部活やアルバイトをやっている子もいなかったので、私もやらずに勉強していました。勉強をしていると親は納得してくれました。うるさいことも言われなかったので、そのほうがラクだったのです。

あなたはどうでしたか？

中高時代の過ごし方についてふり返ってみてください。

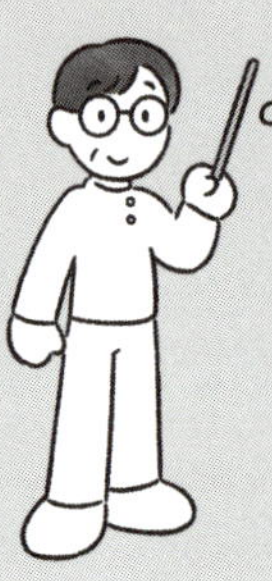

仲の良い友だちはいましたか？
どんなつき合いをしてきましたか？

友だちはいました
ただ、なんでも話すほどではなかったです

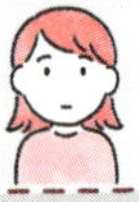

●相手に合わせてしまうクセがあった

友だちはいました。でも、遊ぶときや一緒になにかをするときに、自分の意見や希望を言うことが苦手で、いつも相手に合わせてしまうクセがありました。頼まれたり、誘われたりすると断ることができなくて、ときどき友だちといることにとても疲れました。

●悩みを相談することはなかった

友だちからはいつも頼られていました。あまり親しくない子からも、ノートを貸してと頼まれました。

でも自分から友だちに頼るのは苦手でした。頼ったら面倒だと思われるのではないかと思っていました。自分の悩みなどを相談することもありませんでした。

その子たちとは大学に行ってからは疎遠になりました。いまはクラス会で会うくらいです。

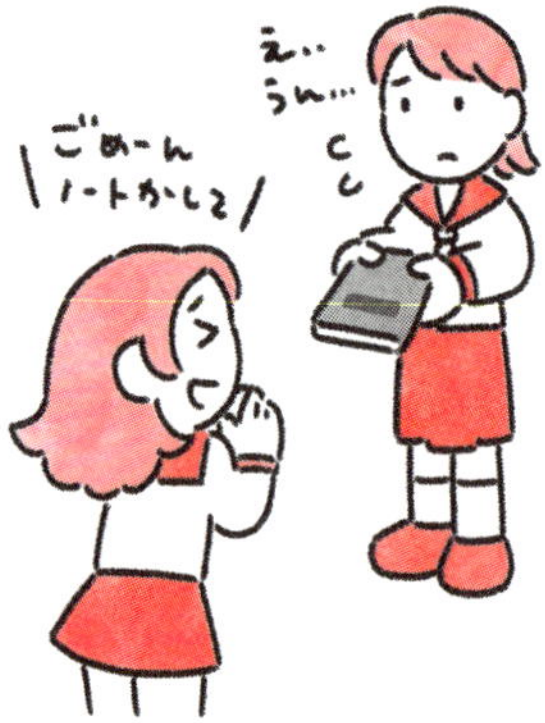

あなたはどうでしたか？

10代の頃から現在まで、どういう友だちづき合いをしてきたかふり返ってみてください。

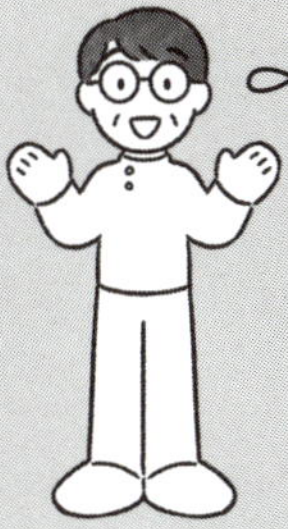

どこで自分はつまずいたのだと思っていますか？

大学に入ってから、サークルもアルバイトも、就活もうまくいかなくなりました

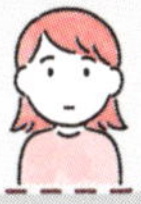

●うまくいかない原因がわからなかった

希望していた大学に入り、親は私に関心をもたなくなりました。やってみたかったアルバイトやサークル活動を始めました。でも、どちらにも馴染むことができませんでした。新しい人間関係を築くのが難しくてやめてしまいました。

3年の後半から就職活動が始まりました。まったくうまくいかず、でも、なにが原因で面接で落とされるのかがわかりませんでした。

●パニック症、うつ病に……

ある日、電車に乗っていたときに過呼吸になりました。呼吸ができなくなる恐怖を覚え、大学の保健センターに駆け込みました。心療内科への受診を勧められ、通院するようになりました。将来への漠然とした恐怖と不安で、4年生の夏にうつ病と診断されました。うつは治り、就職もしましたが、ストレスがかかるとたびたびパニック症を起こしていました。

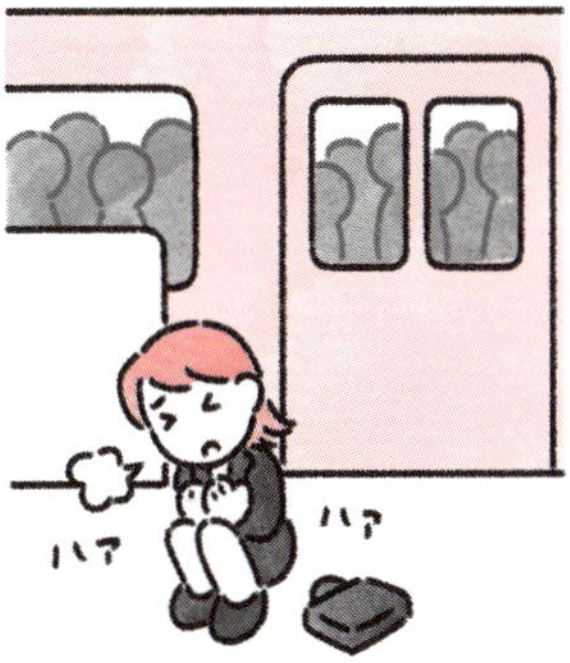

あなたはどうでしたか？
いまの状態はいつから始まったことだと思いますか？　これまでのことを整理してみましょう。

あなたは自分のことが好きですか？

自分にポジティブなイメージがわかない

あなたはいまの自分のことが好きですか。自分を「愛されるべき人間」「価値のある人間」と思えますか。自分の存在をポジティブに捉えることができず、苦しむのも、愛着に問題があるといえます。

心のなかにある自己像をふり返り、自分自身をどのようにとらえているのか整理してみましょう。

あなたならどんなふうに答えますか？

いまの自分自身についての質問です。
愛着に問題を抱える人は高い確率で、
A子さんのように答えます。あなたはどうでしょう？

自分をいたわる、かわいがることができていますか？

ピンときません。自分をどうかわいがったらいいのか、やり方がよくわかりません。

あなたはどうですか？

いま、自分の味方はいると思いますか？

いません。ひとりでがんばっています。

あなたはどうですか？

以前は自分の味方がいましたか？

昔から、自分の味方はいません。
人を頼らないようにしてきました。

あなたはどうですか？

診察室で尋ねると、
「自分がきらい」だと
即答する患者さんが
多くいらっしゃいます。

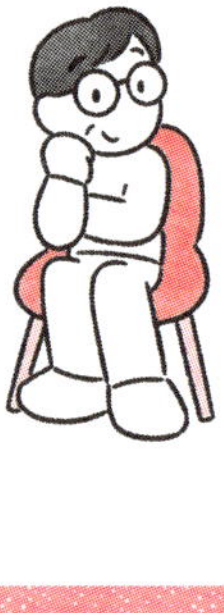

自分を大事にする感覚がわからない

愛着形成は自己肯定感や自己有用感の形成にも深く関わっています。自分の姿をポジティブに見ることができないと、「自分を大事にする」という感覚も理解できません。どんなに自分が大変な状況でも、自己犠牲的な思考から自分より人を優先し、「人に優しくしなくては」と自分自身の欲求を押し殺してしまいがちです。あなたは他人より自分を優先的に大切にしていますか。

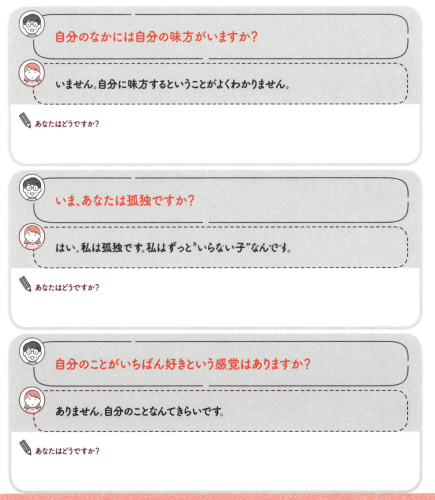

自分のなかには自分の味方がいますか？

いません。自分に味方するということがよくわかりません。

あなたはどうですか？

いま、あなたは孤独ですか？

はい。私は孤独です。私はずっと"いらない子"なんです。

あなたはどうですか？

自分のことがいちばん好きという感覚はありますか？

ありません。自分のことなんてきらいです。

あなたはどうですか？

自分は生きていていいという基本的な安心感が乏しい

一般に「愛着」とは、慣れ親しんだものに対する離れがたい心情を表しますが、発達心理学における「愛着」とは、乳幼児と母親など養育者とのあいだに形成される特別な情緒的結びつきを意味します。

無条件の愛情を与えられることで自己肯定感が育まれる

生まれたばかりの赤ちゃんは「お腹が減った」「おむつが濡れている」など不快な感情を言葉で表すことができません。泣いたりぐずったりすると親が気づき、不快感をとり除いてくれます。

こうした相互関係がくり返されるうちに赤ちゃんは親を「不快や不安から守ってくれる存在」と認識し、親にくっついて安心を得ようとします。このとき親は赤ちゃんの存在を丸ごと無条件で受け入れます。「なにかができるから」「努力しているから」愛するわけではありません。

乳児期から3歳頃にかけてこうした無条件の愛情を与えられると、子

あなたの安心感、下降ラインをたどっていませんか？

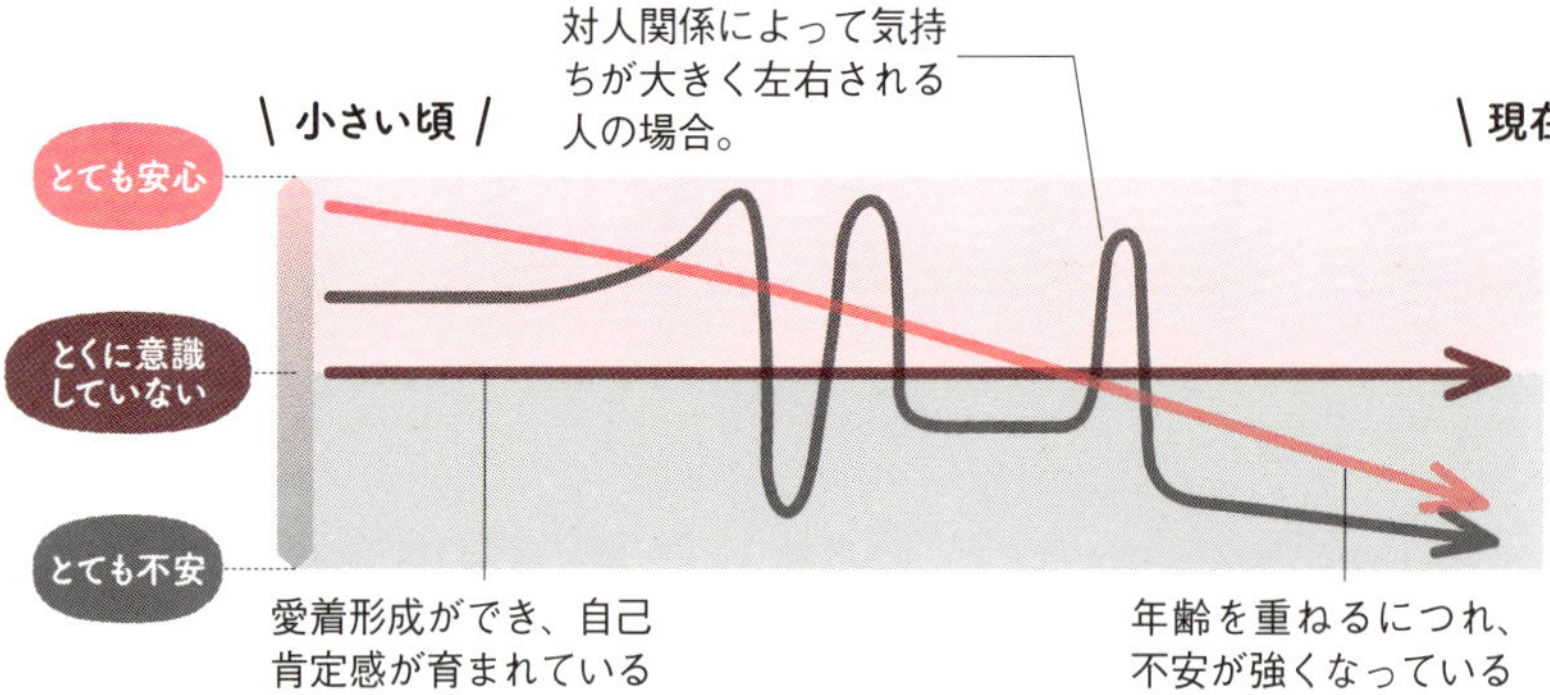
愛着形成ができ、自己肯定感が育まれている人の場合。
年齢を重ねるにつれ、不安が強くなっている人の場合。

どもは自分を「生きる価値のある存在」「愛されるべき人間」と認識するようになります。この感覚が基本的な自己肯定感の土台となるのです。

どこかでつまずき、自分をきらいになってしまった

親子間で愛着形成がなされていると、自分自身を肯定的に捉えられ、存在していいかどうかを意識することなどありません。しかし、愛着形成が不十分だと、「自分には生きる価値がある」と思うことができず、安心して親に甘え頼ることができません。このように愛着障害は子どもに診断される障害で、虐待などの逆境体験により愛着が形成されなかったときに生じます。本来は大人に向けられる概念ではありません。

ただ、愛着になんらかの問題を抱えたまま大人になり、「自分が生きていてもいい」という基本的な安心感が乏しい人もたくさんいます。こうしたケースでは、逆境体験が皆無ということも多いのです。そのような人たちは、自己肯定感が乏しく、基本的安心感をもつことが困難です。つき合う相手により安心感が大きく変化する、また年齢を重ねるほど、安心感が目減りしていくのも特徴です。

成長過程のどこかでつまずき、「自分は愛されていない」「自分はいらない存在」「自分はきらい」と思うようになってしまったのです。

愛着関係がしっかりと育まれている場合、「自分は生きていてもいい」という感覚は、当たり前なので意識されることすらないもの。小さい頃から現在まで、「自分は生きていていい」といった感覚が希薄で、漠然と不安に感じることが増えていたり、友人、パートナーなど対人関係によって、心持ちに大きくムラがある人は、愛着の問題が大きく関係している可能性がある。

愛着に問題を抱えている人の傾向❷

ほめられても満たされず、いつも足りない感じがする

愛着に問題を抱え、苦しんでいる人には共通して「周囲にとても気をつかう」傾向が見られます。

不安定な関係性のなか、顔色を読み、注意を引こうとする

最初に母子間で愛着形成が行われるのは、3歳くらいまでの時期です。お腹がすいて泣く、乳をもらう、安心する、こうした要求と応答という母子間の相互のやりとりがベースとなります。このとき子どもは受けとるだけです。ギブアンドテイクでいうと、ギブする必要はないのです。

ところが、なんらかの原因でこの相互関係が不安定になると、情緒も安定しません。お腹がすいて泣いても、乳をもらえるときともらえないときがある。そこに一定のルールもない場合、子は混乱します。

ワンオペ育児をしている、母親になんらかの病気や障害があり、安定的な育児ができない、など原因はさまざまです。

認められているのは「外側」？

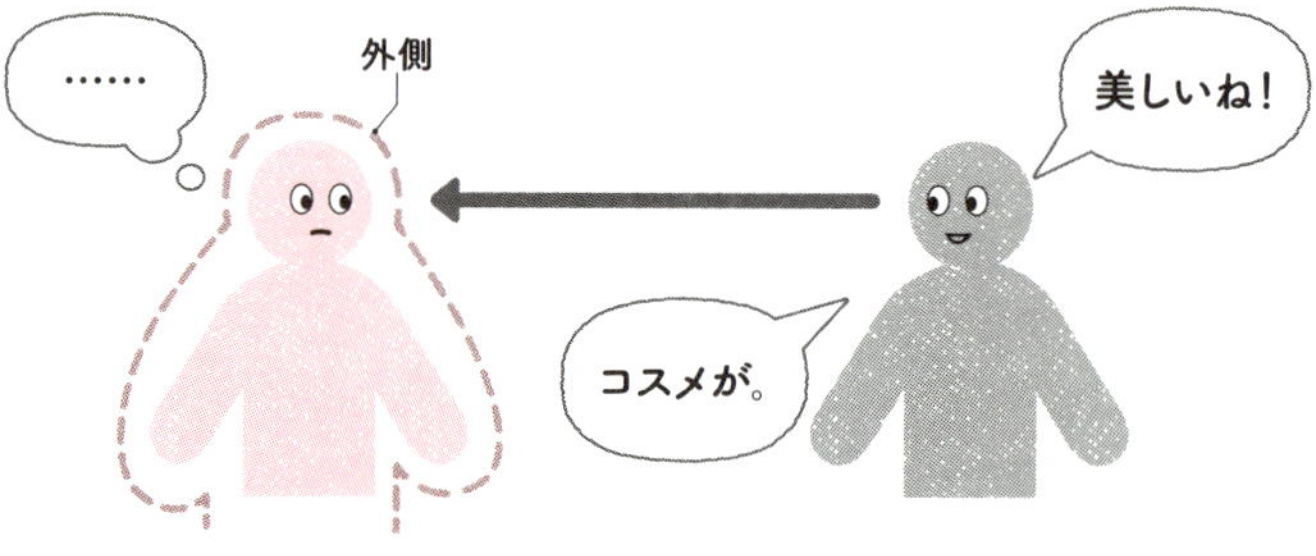

いずれにせよ、こうした不安定な関係性のなかで、生存をかけた要求を通すために、より一層親の顔色を読み、注意を引こうとします。

次第にそれは、他の人との関係にも応用されます。幼い頃から親にも周囲にも気をつかうことが習慣化するのです。

自分の内面が評価されているとは感じられない

愛着形成がうまくいかないと、自己がうまく確立できません。自己が不安定で空虚だと、つねに不安なまま周囲に気をつかい続けなければなりません。

相手に気をつかい、つい「なにかしてあげなければ、ここにいてはいけないのではないか」と思うようになるのです。それによって感謝されても、あまり嬉しいとは感じられません。ほめられているのは自分の内面（自己）ではなく、自分の外側（自分の行為）だと感じてしまいます。

まるでメイクした女性が「美しいね。いいコスメ使っているんだね」とほめられるようなものです。

人にほめられるほど、それと引き換えに「もっとがんばらなくては」という気持ちが強くなり、心が満たされないまま、ひたすらがんばり続けることになります。

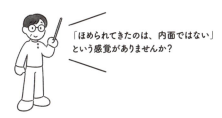

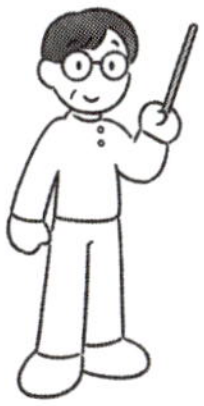

「ほめられてきたのは、内面ではない」
という感覚がありませんか？

愛着障害とは❶

愛着障害は大人には診断されない。将来PTSDを引き起こすことも

愛着障害は、乳幼児が母親などの養育者とのあいだに愛着＝心理的な結びつきを形成できなかったために幼児期に発症する精神疾患です。

愛着障害の大きな原因「マルトリートメント」

愛着障害の原因でもっとも注目されているのは、虐待や不適切な養育＝マルトリートメントです。マルトリートメントとはアメリカで生まれた言葉で、子どもに対する身体的・心理的・性的虐待や育児放棄（ネグレクト）のほか、幅広い不適切な養育環境を指します。

子どもの目の前での家庭内暴力（面前ＤＶ）や親の都合で長時間留守番をさせること、親の気分で子どもへの対応をコロコロ変えること、頭ごなしに叱ること、子どもの意志を無視して進路や職業を決めることなどもマルトリートメントに含まれています。

とくに、子どもの発達に支障が出るほどのネグレクトや養育者が頻繁

Case　子どもの場合

アタッチメント障害（愛着障害）の診断を受けていたＢくん

児童養護施設に保護されたＢくん（４歳）。生後数か月からネグレクトを受け、両親との安定した愛着関係が築けませんでした。スタッフや他の子たちに関われず、遊びや会話に誘われても、表情に乏しく、関心を示しません。親しみの行動を見せても、その対象は無差別で知らない人に抱き着き、ぐずることなく離れます。かんしゃくを起こす、就寝前に泣き出すなど、急に情緒不安定になることも。スキンシップを極度にきらい、自分の髪を引っ張ったり、頭を叩いたりすることもあります。

に変わるなどの状況が続いた場合、子どもは養育者とのあいだに心理的結びつきを形成することができず、愛着障害の要因になると指摘されています。

本来は子どもの障害。大人の疾病概念ではない

それ以外でも神経発達症（発達障害）、なかでも自閉スペクトラム症のある子どもは、愛着形成の時期に親への関心が乏しく、愛着に問題が生じやすいことがわかっています。

愛着障害の国際的な診断基準はWHO（世界保健機関）による国際疾病分類ICD-11における「反応性アタッチメント症」、DSM-5-TRにおける「反応性アタッチメント障害」に該当します。

どちらの基準でも愛着障害は子どもの障害として位置づけられており、大人に対する「愛着障害」という正式な疾病概念は存在しません。

不安症や情緒不安定の形であらわれる

幼児期の愛着障害では、成長の過程で依存や自傷、摂食症、ひきこもりなどの症状があらわれることがあります。

さらに、その後の人生においても情緒不安定や不安症などの精神疾患

子どものアタッチメント（愛着）障害とは？（ICD-11）

脱抑制性対人交流症

適切な養育が行われなかったために、社会的な行動に異常が生じる障害。
誰彼かまわずくっつこうとする。親以外の大人に対しても過剰になれなれしくふるまう。見知らぬ人についていくといった行動も見られる。
１歳未満、５歳以上、ASDが存在する場合は診断対象外。

反応性アタッチメント症

苦しく困っているときにも大人に支援を求めようとしない。不適切な養育、深刻なネグレクトが診断要件のひとつ。暴力やネグレクトだけで起こるとは限らないため、養育環境のわるさが原因ともいわれる。
５歳以下の幼児に下され、愛着形成の段階ではない１歳未満は診断対象外。ASD（自閉スペクトラム症）が存在する場合も除外される。

にたびたび苦しめられることになります。

このように、幼児期の虐待や愛着障害によって引き起こされる大人の精神疾患について、WHOは2018年に初めて「複雑性PTSD（心的外傷後ストレス障害）」という診断名を採用しました。

複雑性PTSDとは、通常のPTSDと同じように「著しい脅威または恐怖を与えるようなできごと」に続いて起こる症状です。

通常のPTSDでは「フラッシュバックや悪夢などの再体験」「思い出させる状況や人の回避」「現在も脅威にさらされているという過剰な脅威感覚の高まり」などの症状が生じるとされています。

複雑性PTSDの診断基準では、これらの症状に加えて「感情の抑制がきかない」「自分のことを否定的に見る」「人間関係を保てず、人に親密感をもつことができない」などの症状の有無が問われます。

複雑性PTSDは幼少期の虐待に特化したカテゴリーではありませんが、発症の要因例には持続的なDVや反復的な身体的・性的虐待などが挙げられています。

愛着障害かどうかの診断は容易ではない

近年、幼少期の愛着障害が大人になってさまざまな精神疾患を引き起

愛着障害によって青年期に起こりやすい問題

摂食症

必要な食事をとることができず拒食になり、やせていく。また､食欲をコントロールすることができず、過食になることも。思春期にとくに多く見られる。栄養状態が悪化し、命に危険が及ぶことも。

自傷行為

意図的に自分の身体を傷つけることで、心理的苦痛をやわらげる。リストカット、たばこなどで肌を焼く、頭を叩く、髪の毛を抜く、皮膚をひっかくなどの行為をくり返し行う。

依存症

アルコールや薬物などの物質依存、ゲーム、買いものなどをやめられなくなる行為・プロセス依存、人間関係への依存など。なんらかの対象に執着することで心身の安定をはかろうとする。

こすことはわかってきました。しかし、精神疾患で受診する患者さんの背景に愛着障害があるかどうかを診断するのは容易ではありません。

たとえば「幼少期に愛着障害の診断を満たす状態であった」ことや「不十分な養育の極端な様式を経験した」ことが明らかな場合には愛着障害だったと診断できます。しかし、本人の語る幼少期のできごとだけで、これら2点について判断するのは困難です。

ただ、患者さんの症状をみて、明らかに複雑性ＰＴＳＤに該当するとわかれば、トラウマ（心的外傷）に焦点を当てたＰＴＳＤ症状の薬物療法・認知行動療法などが有効な場合もあります。

自己肯定感に焦点を当て、対話を重ねる必要がある

今回扱う「大人の愛着障害（愛着の問題）」では、こうした診断には当てはまらないけれど、愛着形成時の問題で日々生きづらさを感じている人も対象としています。そのなかには、長期間精神疾患を患っている人や、何度もくり返している人もいます。愛着の問題が隠れていると、精神疾患だけを治療していてもなかなか改善しないためです。

診察の際に生育歴をふり返りながら、自分の問題を自覚し、自己肯定感に焦点を当てて話をしていく必要があります。

素行症・反社会性パーソナリティー症

周囲と調和できず、年齢相応の社会的規範から大きく外れた行動（盗み、いじめ、嘘など）をくり返す。罪悪感をともなわない。成人になると反社会性パーソナリティー症と呼ばれる。

秩序破壊的・衝動制御

自分の感情をコントロールできず、イライラするのをおさえられず、反抗する、ものを破壊するなどの行為に及ぶ。攻撃や破壊により快感や満足、緊張からの解放を感じる。

ひきこもり

６か月以上にわたり、社会生活を回避し、家（おもに自室）にこもり、他者と関わらない生活を送っている（他者と関わらない範囲で外出することはある）。

愛着障害とは②

普通の家庭で育てられていても愛着の問題で悩む人は多い

虐待などの不適切な養育環境ではなく、まったく普通の家庭で育てられたにもかかわらず、愛着に問題を抱えている人が実は多いのです。

些細な誤解で親子の距離が広がってしまった

もっとも典型的なのは、神経発達症（発達障害）がみられる子どもの場合です。

愛着関係は相互のやりとりで形成されます。ＡＳＤ（自閉スペクトラム症）がある場合、他者に関心を向けるようになるのは小学生以降になることが多いです。他者との情緒・相互的交流の発達はとてもゆっくりなので、親との愛着形成もゆっくりで、少しずつしか進みません。

また、発達の問題がなくても、些細な誤解がきっかけとなり親子関係にボタンのかけ違いが生じ、それが長期化し、親子の距離が広がってしまった可能性も考えられます。

目立った衝突や葛藤がないため、親も子も自分たちのあいだにある溝を、なかなか自覚できません。

しかし原因はどうであれ、基本的安心感や自己肯定感が乏しく、それが子どもの頃から続いているのなら、どこかに愛着の問題（広義の愛着障害）が隠れていると考えるべきでしょう。

くり返す精神疾患の背景になっている

うつや不安症などの精神疾患がくり返されるケースでは、表面化している症状だけを見るのではなく、根底にある身体の生来的な問題（発達の問題）と養育の問題（愛着の問題）にまで目を向ける必要があります。下図に示したように、精神疾患の根底には発達と愛着の問題が存在すると考えると理解しやすいでしょう。

とくに愛着は、物心のつかない、自我ができあがっていない時期に生じ、精神という建物の土台をつくります。ここに問題があると、土台の歪みが、やがて別の精神疾患などを引き起こします。

上層階や屋根が立派でも土台が弱ければ、その建物は傾いてしまいます。外にあらわれた疾患の背景にある愛着の問題に目を向け、自己理解を深めていくことは、精神疾患の根本的な治療にもつながるのです。

精神疾患の層の構造

精神疾患で受診した人に、生育歴や自分自身について尋ねていくと、左記のような構造をもつことがわかる。

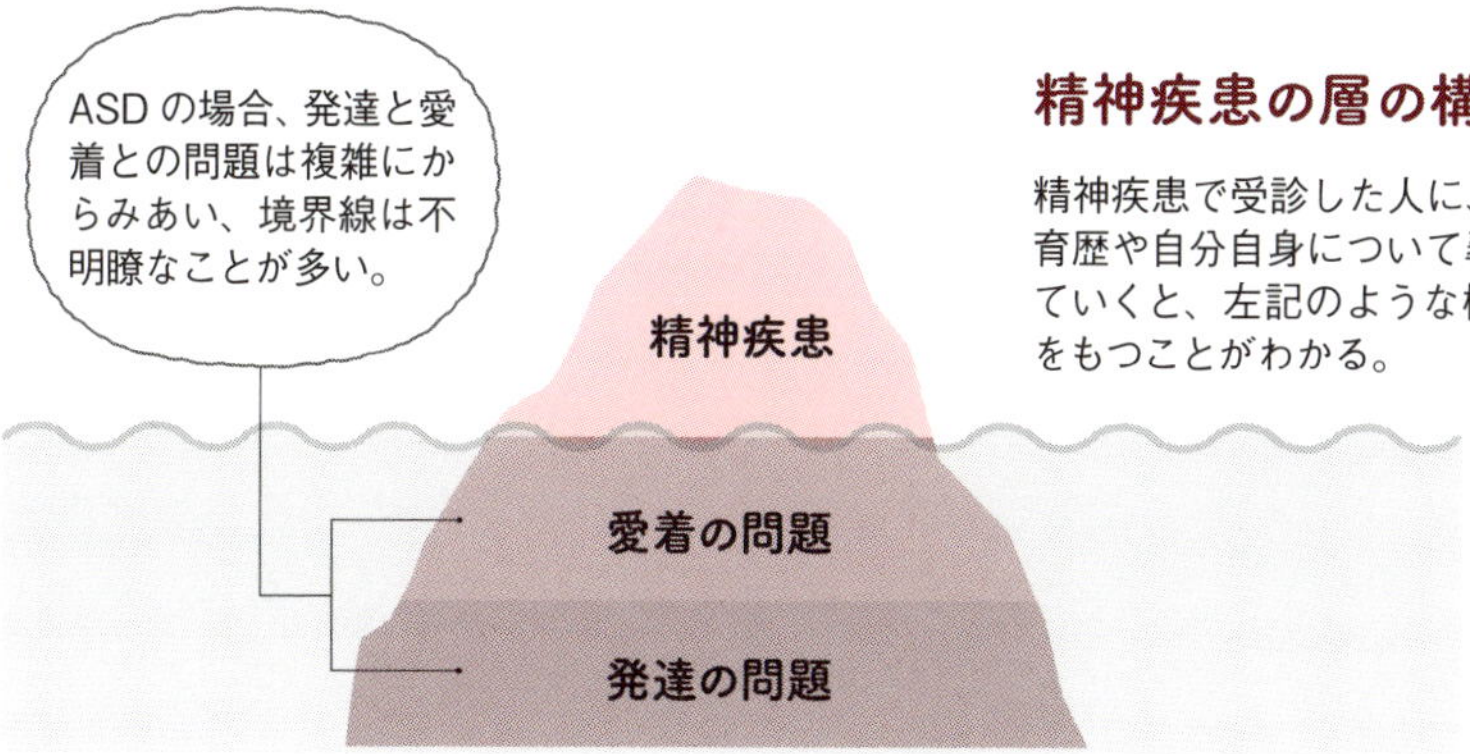
ASDの場合、発達と愛着との問題は複雑にからみあい、境界線は不明瞭なことが多い。
精神疾患
愛着の問題
発達の問題

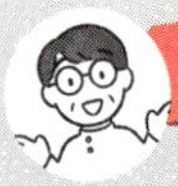

Doctor's VOICE

「お姉ちゃんでしょ!」で心を傷つけられる人も

優しかった子が急に反抗的に

ある幼稚園の女の子に妹が生まれましたが、赤ちゃん返りもせず妹をかわいがっていました。

ところがあるときから急に反抗的になり、幼稚園で先生の話を無視したりお友だちとケンカしたりするようになりました。

お母さんに尋ねると「そういえば、最近妹に少し意地悪をしたことがあり、『お姉ちゃんでしょ！』と叱ったことが何度かありました」と、答えました。

恐らくこの子は叱られて、「お母さんにきらわれた」と感じてしまったのでしょう。

そこでお母さんには「とにかく『あなたのことが大好きよ』と言ってあげてください」とお願いしました。

お母さんは家に帰ると娘さんに謝り、「お母さんはあなたのことが大好きよ」と抱きしめてあげたそうです。

娘さんはその後しばらく甘えていましたが、やがてもとの活発で優しい子に戻ったということです。

「大好きだよ」とフォローされない人も多い

子どもにとっていちばんの関心事は「母親にきらわれないこと」です。母親にきらわれることは子どもにとって生存の危機を意味します。母親にしてみればきょうだいを平等に愛することは当たり前でも、子どもはささいなきっかけで「親にきらわれている」と感じ、そこから親の手助けを拒絶する子に変わることもあるのです。

そこで親がフォローしなければ、親子間の距離は徐々に広がり、それが原因で愛着に問題が生じる人も珍しくありません。

Part2

愛着のメカニズム

愛着形成のサイクルで「自分の土台」ができる

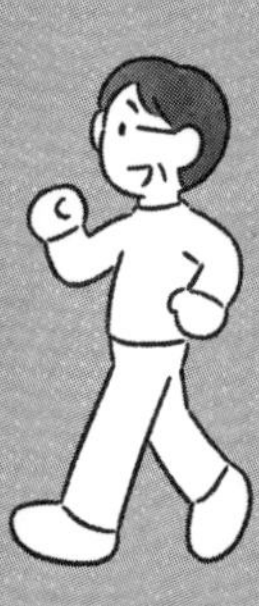

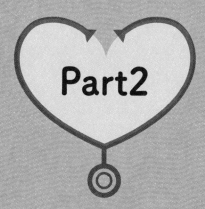

愛着は「アタッチメント」ともいわれ、
親などの養育者とのあいだで
形成され、人間の土台となります。
どのようなメカニズムで
形成されるのかを理解しておきましょう。

3～4歳までに形成される 子どもが親に対してもつ情愛の絆

言語習得以前にできる親子間の絆

愛着はアタッチメントとも呼ばれ、子どもが言語を習得する前に母親などの養育者とのあいだにつくる情愛の絆です。子どもは親にしがみつくことで安心感を得、親と同じ物を目で追いながら世界を共有し、親の表情や行動をまねて情動を共有します。基本的な愛着形成は通常３～４歳までになされます。

愛着の最初の段階

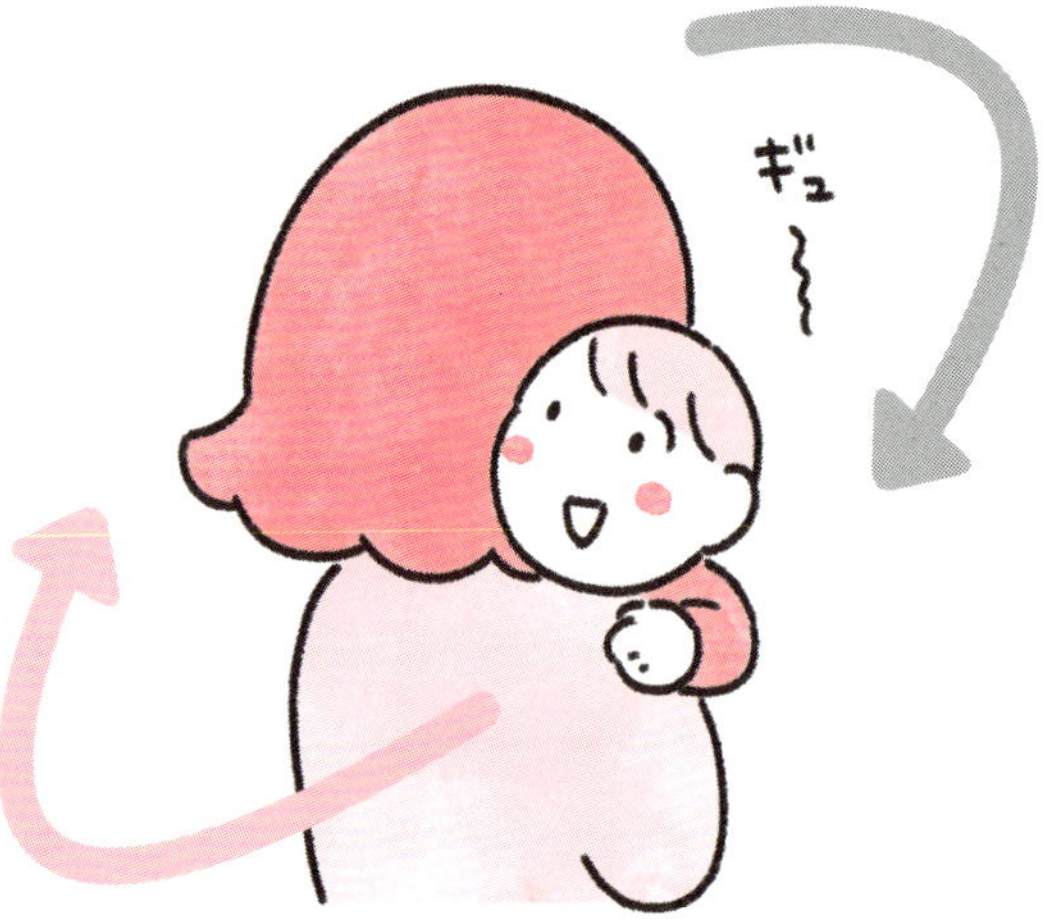

無条件に温かく包み込まれ、乳を与えられることで、子の生存の不安はとり除かれ、絶対的な安心を得られる。

相互のやりとり

子が親に求め、親が子に与える、相互の身体的・情緒的やりとりによって愛着が育まれる。

身体的な接触によって安心感が生まれます。

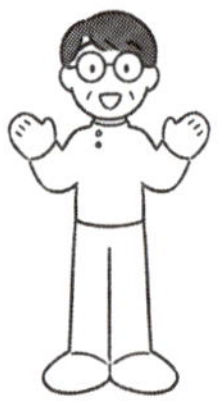

徐々に安全基地が拡大していく

親にくっついていた子どもは、よちよち歩きを始めると少しずつ親から離れて遊ぶようになりますが、初めは何度もふり返って親の位置を確認し、親が見える範囲でしか行動しません。愛着が形成されてくると、子どもは親の存在を心のなかに移動させます。親が心にあれば、子どもは徐々に親から離れて活動できるようになります。親をベースキャンプと捉え、離れたり戻ったりしながら安全基地を拡大させていきます。

愛着形成のサイクル

不安になったら、親のもとに戻る。安心を得て、また親から離れる。このサイクルを何度も何度もくり返すことで、親を安全基地（ベースキャンプ）として外の世界に出ていくことができるようになる。やがて親がその場にいなくても、愛着を維持できるようになっていく。

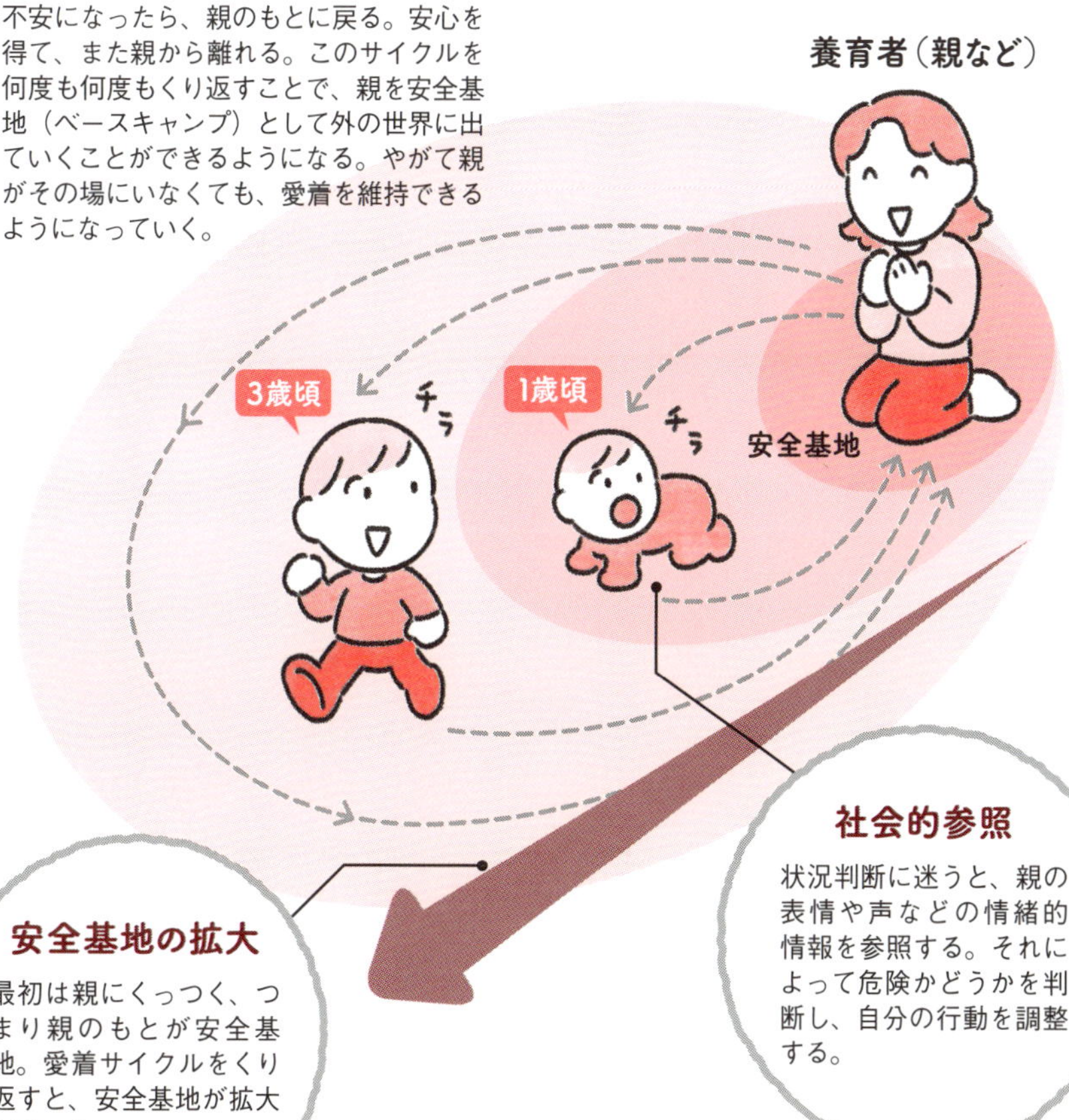

社会的参照

状況判断に迷うと、親の表情や声などの情緒的情報を参照する。それによって危険かどうかを判断し、自分の行動を調整する。

安全基地の拡大

最初は親にくっつく、つまり親のもとが安全基地。愛着サイクルをくり返すと、安全基地が拡大していく。

「大丈夫」と言ってくれる親を自分のなかにとり込み、自己をつくる

親を内在化できたら愛着形成が完成する

子どもが親を心のなかにとり込むことを親の内在化といいます。親が内在化すると、子どもは“親を持ち歩ける”状態になります。

親のいない場所でも心のなかの親が、「大丈夫、がんばって」と安心させてくれます。ひとりでいても不安にならずに遊ぶことができます。

1. 親との絆をつくる

親子間の愛着形成のサイクルにより親子の絆ができる。親により守られている、親といると安心できるようになる。

親の役割

子どもに、「自分が愛され、守られている」と感じてもらうこと。安心させてあげること。

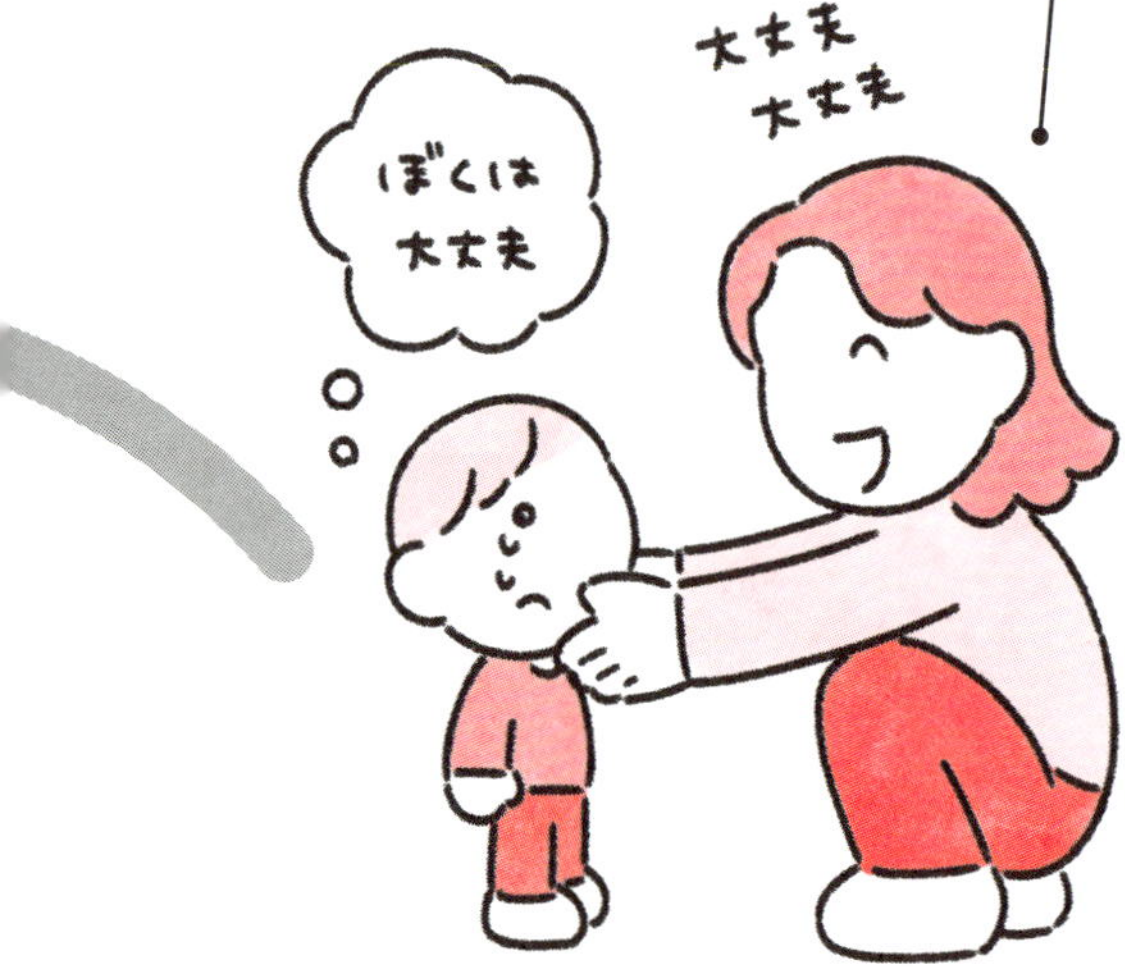

心のなかの親の存在が自我をつくる

親を自分のなかにとり込むことで、内在化した親が今度は自己へと変化し、自我が芽生えます。自我が芽生えると、次に他者を意識できるようになります。そして、他者には自分と同じように「他者の気持ち」があることに気づきます。親と愛着関係を築いたように、自分と他者とのあいだに相互のやりとりが生まれ、人間関係が拡大していきます。つまり親が内在化することが、人間同士のコミュニケーションの基盤になるのです。

2. 親を持ち運ぶ

自信をもって外に行くことができる

心のなかに親が内在化することによって、自信をもってひとりで歩き出すことができる。

モバイル親

愛着形成のサイクルにより、自分のなかに親が内在化する。内在化する親＝モバイル親がやがて自己へと変わる。

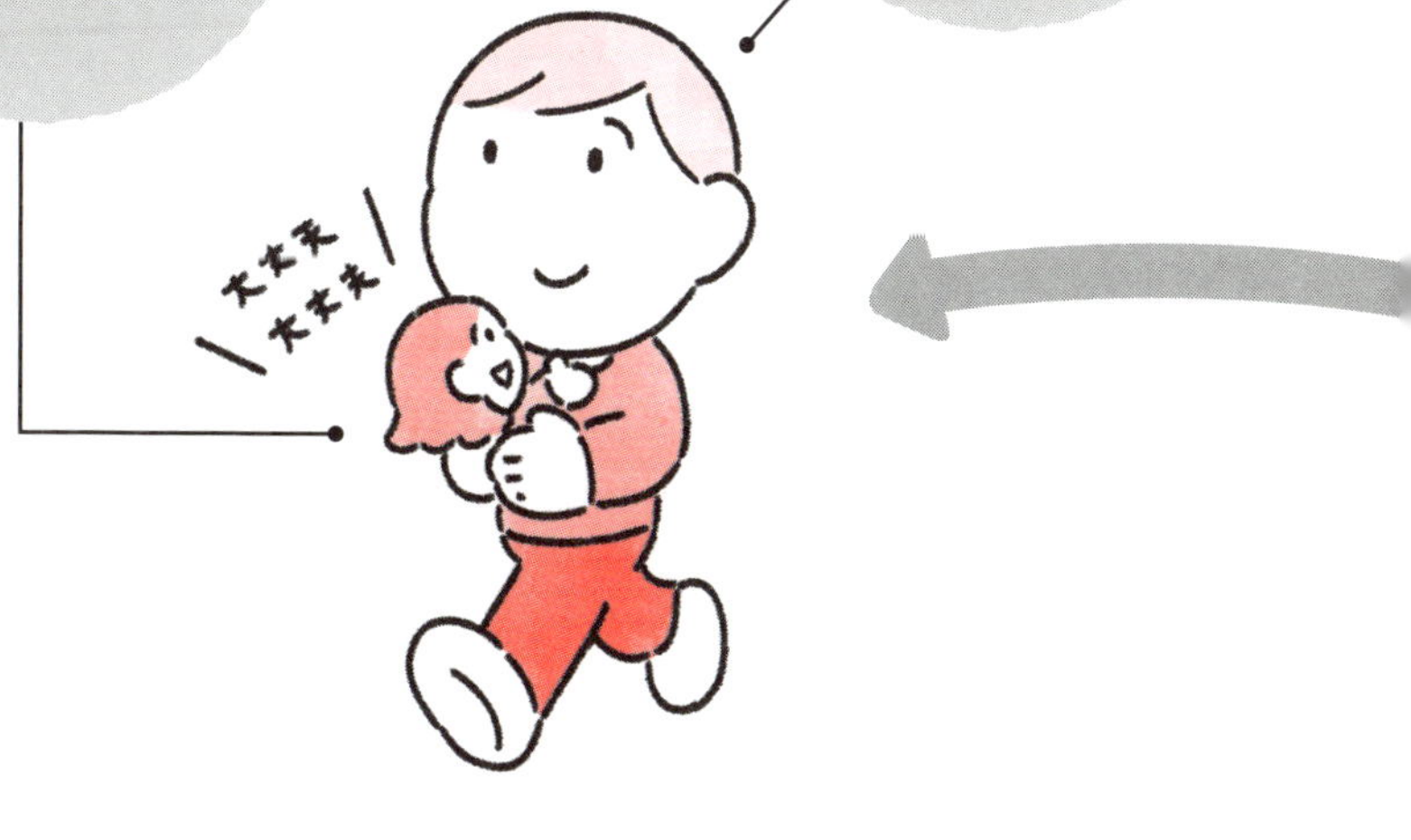

3歳前後になると、自分のなかにベースキャンプとしての親が内在化する。持ち運びできる親の存在により、ひとりで行動できるようになる。

他者への共感が生まれ、人間関係をつくれるようになる

親子の愛着から自我が生まれる

３歳になると人生初の反抗期が訪れます。なんでも反抗するようになるのは、この頃に自我が芽生え、自分の思いを主張できるようになるためです。

自我が芽生えることで、他者を意識するようになります。自分と同じように他者にも心があり、自分を他者に重ね、共感をもつことで人間関係をつくれるようになります。

サリーとアン課題とは

1. サリーはバスケットに

サリーとアンというふたりの女の子がいる。部屋にはバスケットと箱が置かれている。サリーはバスケットにビー玉を入れて部屋を出る。

2. アンはバスケットから箱へ

次にアンがやって来て、バスケットからサリーのビー玉をとり出し、箱に入れる。

3. サリーはどこを探す？

アンの行動を知らないサリーは、部屋に戻ってきたとき、ビー玉をとりだすためにどこを探すだろうか。

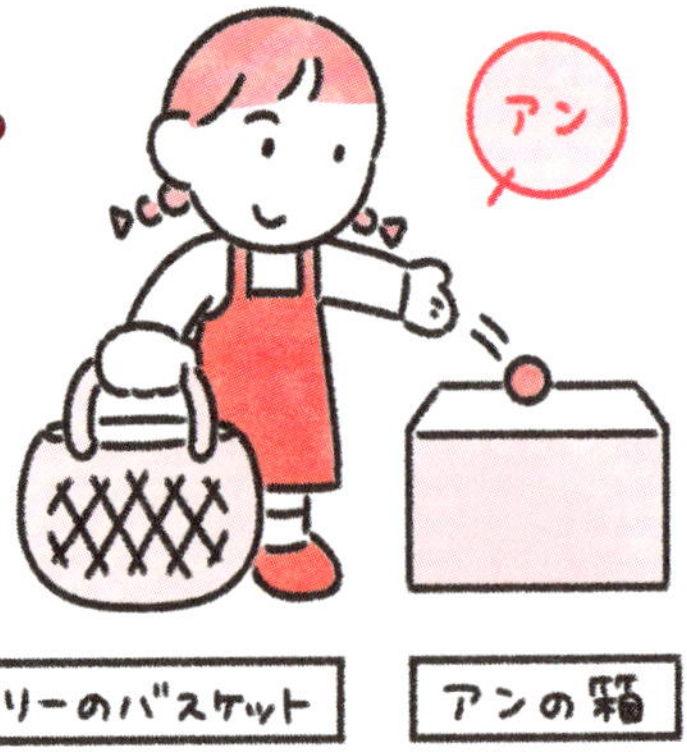

「サリーとアン課題」でわかる他者の心を推測する能力

自己と他者が認識できるようになると、自分に自分の視点があるように、他者には他者の視点があることに気づきます。相手の立場から感情や行動を推測することができるようになります。これが心の理論（ToM＝Theory of Mind）と呼ばれるものです。ToMが確立しているかを見る実験に「サリーとアン課題（下記参照）」があります。発達に問題がない場合、３～４歳で他者の視点を理解する能力を獲得することがわかっています。

他者の視点を理解し、
相手の行動を類推できるか？

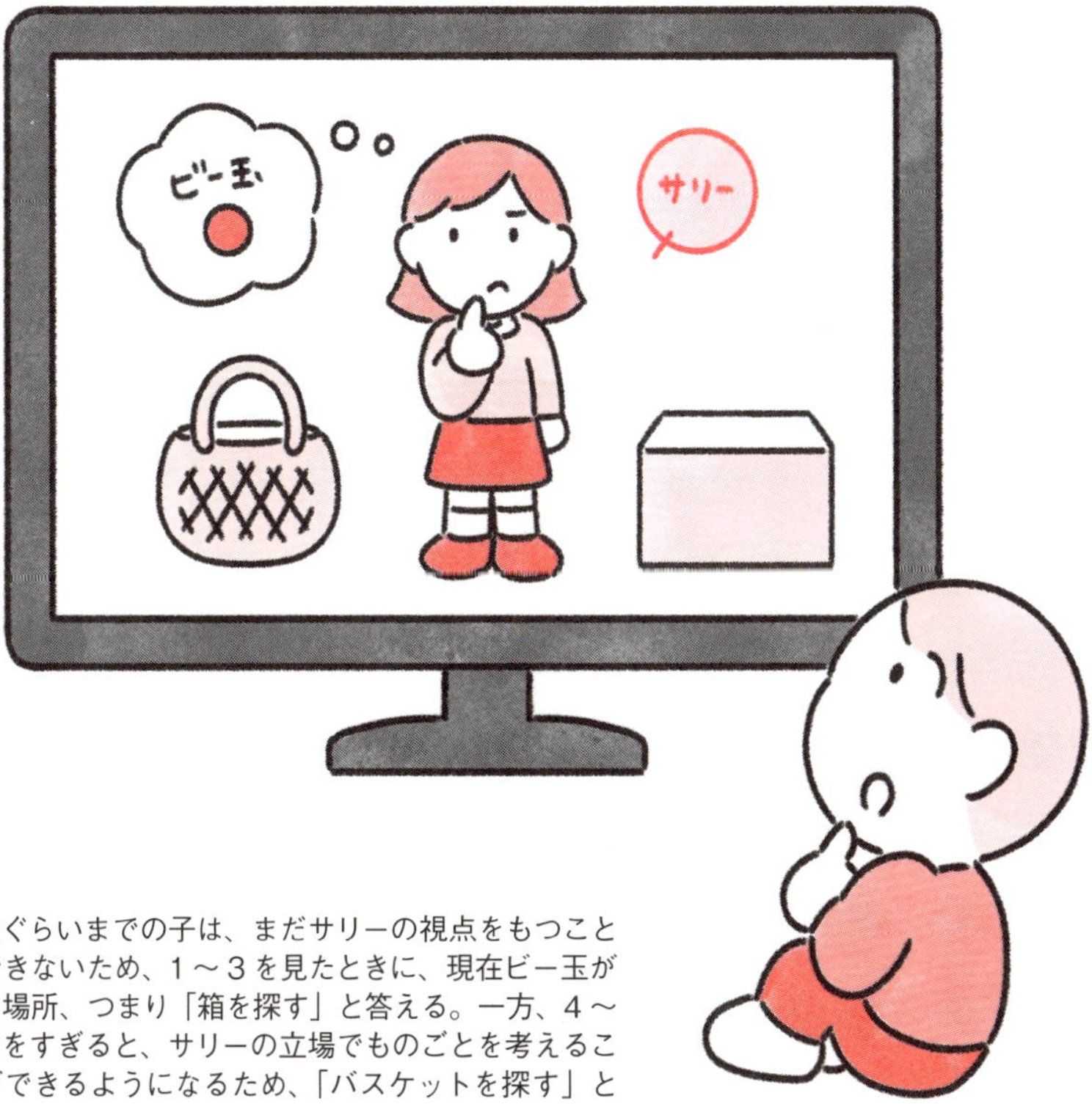

３歳ぐらいまでの子は、まだサリーの視点をもつことができないため、１～３を見たときに、現在ビー玉がある場所、つまり「箱を探す」と答える。一方、４～５歳をすぎると、サリーの立場でものごとを考えることができるようになるため、「バスケットを探す」と正しく答えることができる。
これは他者の視点を理解し、そこから行動を推測する能力をもっていることを示している。

自分への愛着、他人への愛着で世界を広げていく

愛着形成のサイクルを一生応用する

親子で確立した愛着形成のサイクルは、その後の社会認識の原型になり、同じパターンを身近な人に応用します。自己と他者の立場が理解できるようになると、見知らぬ人との関係性においても応用し、複雑なコミュニケーションがとれるようになります。それが社会性の土台となっていきます。

愛着サイクルの応用

自分自身

親との愛着サイクルは、自分自身にも応用される。親の代わりに自分のなかに生まれた自我が、自分に働きかける。これがレジリエンスのもとになる。

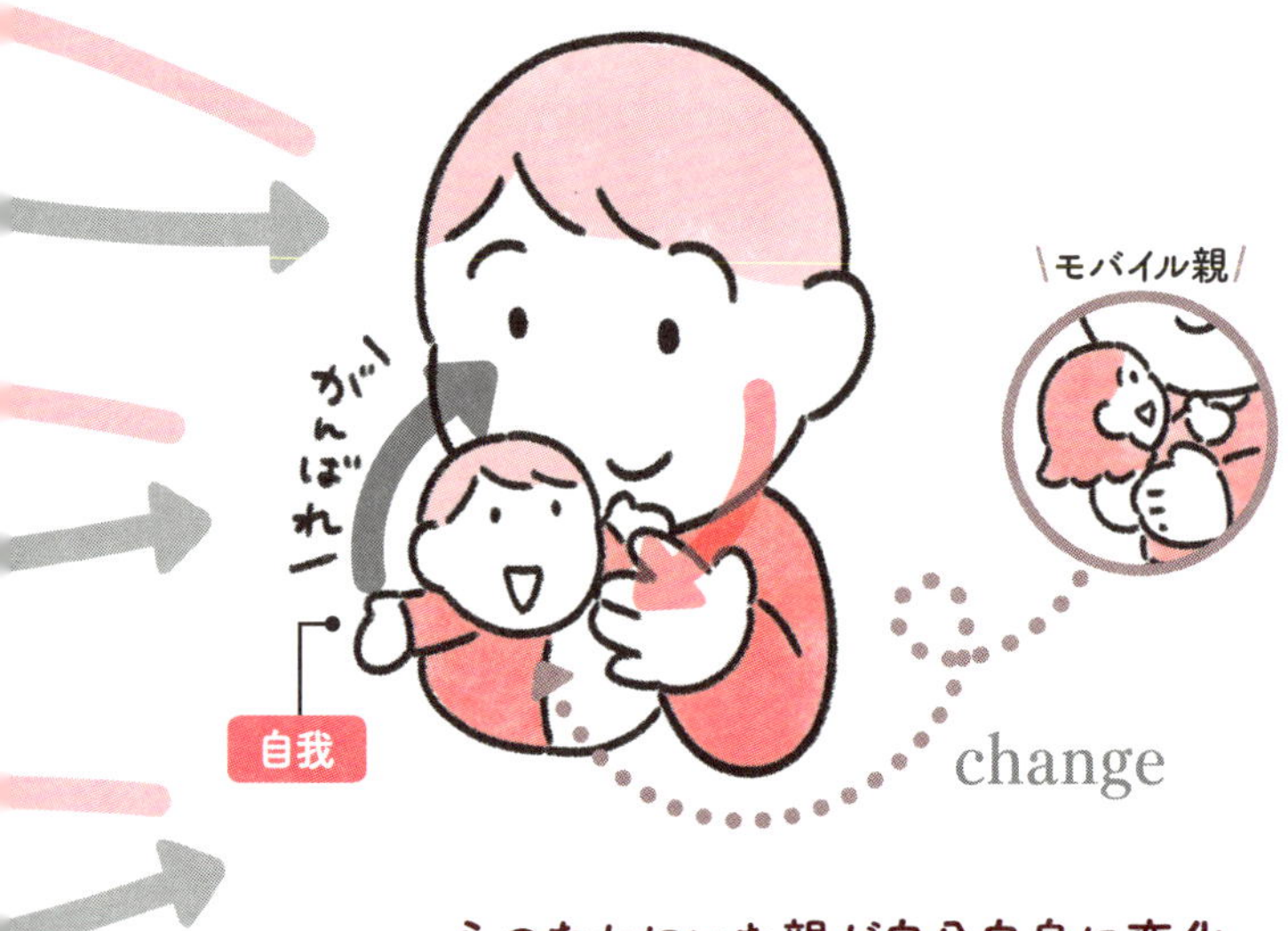

心のなかにいた親が自分自身に変化

愛着サイクルにより心のなかにとり込んだ養育者（親）の存在が、次第に自分自身へと変わっていくことで自我が芽生える。そして自分で自分自身を把握するようになる。

愛着形成によって最終的に生きる力が身につく

小学校の高学年になると、今度は自分が考えていること、やっていることを俯瞰し、客観的に自分を見る「メタ認知」ができるようになります。

自分のよい面、わるい面がわかるようになり、自分自身と対話しながら、なにをしたいか、それをするにはどうしたらいいか、失敗したらどう軌道修正すればいいかを考えられるようになります。つまり自分で生きていく力が身につくということです。これらは愛着形成の副産物だといえます。

他の人たち

自分のなかにモバイル親が生まれ、さらにそれが自己に変わると、今度は親以外の人たちにも愛着形成のサイクルが拡張される。信頼関係が築かれ、愛情や友情が生まれる。

●親以外の身近な人たち

メインの養育者（おもに母親）との一対一の関係で築かれた愛着が、父親や祖父母、親せきなどにも向けられる。

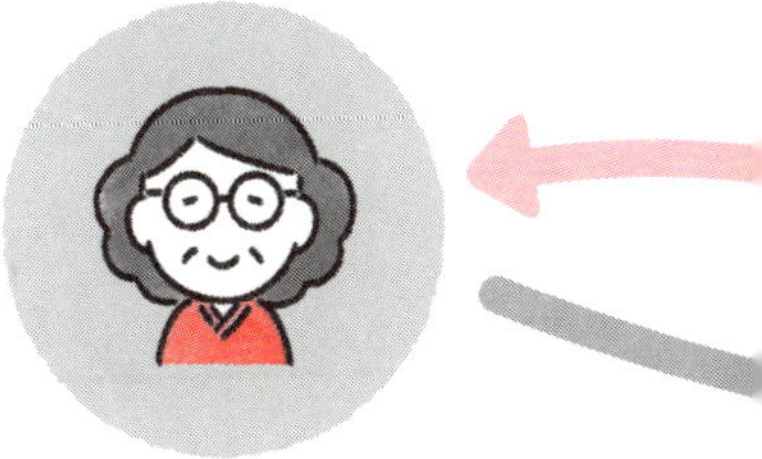

●友人・知人たち

友人・知人との関係を築くとき、将来はパートナーとの関係を築くときにも愛着サイクルが使われる。

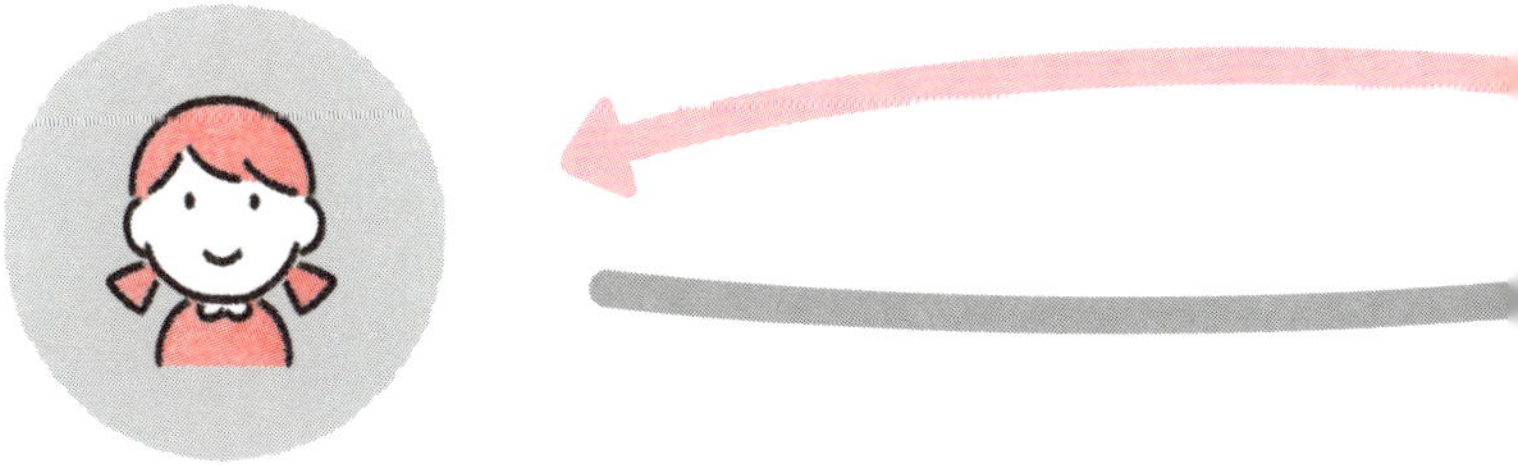

●見知らぬ人たち

見知らぬ人と知り合い、親しくなるときにも、愛着サイクルが応用される。

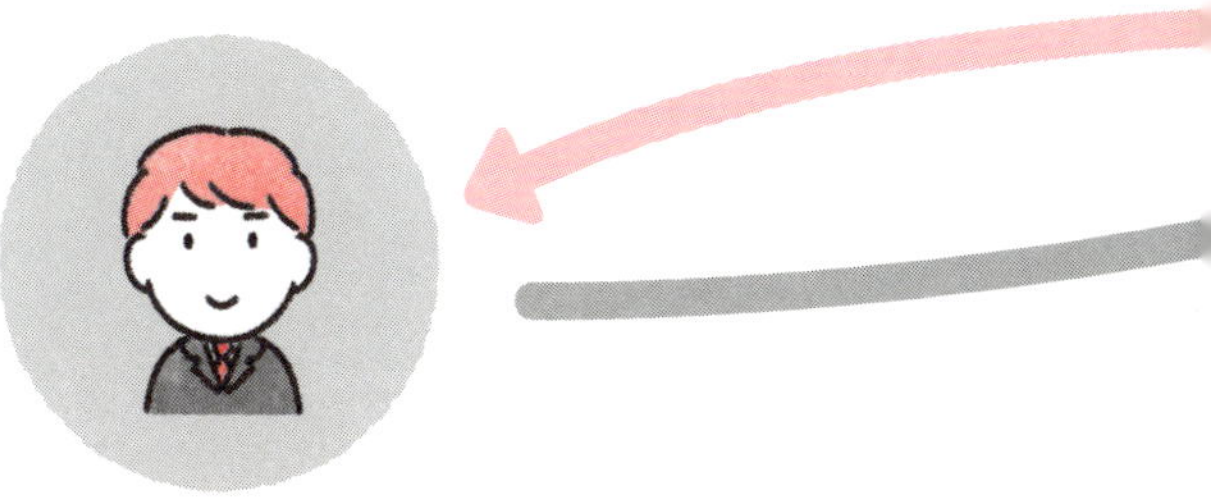

愛着形成の完成

無尽蔵のエネルギーをもつことができる

子どもは3～4歳頃までに基本的な愛着形成を完成させます。それがじゅうぶんに形成されたかどうかが、その後の人生を左右します。

原子力潜水艦と同じで、燃料補給の必要がなくなる

親子間にじゅうぶんな愛着が形成された人は、心のなかの親から無尽蔵のエネルギーをもらえます。たとえるなら「原子力潜水艦」のようなものです。原子力潜水艦は、最初に核燃料を入れておくと、船体の寿命が尽きるまでの30年間エネルギーを補給する必要がありません。

つまり、原子力潜水艦は最初から一生分のエネルギーを備えているので途中で燃料が切れることがありません。そもそも「燃料補給」という概念自体が存在しないのです。

同様に、乳幼児期に愛着がしっかりつくられた人は、一生分の生きるエネルギーを蓄えているということです。心にしっかりと親が内在し、

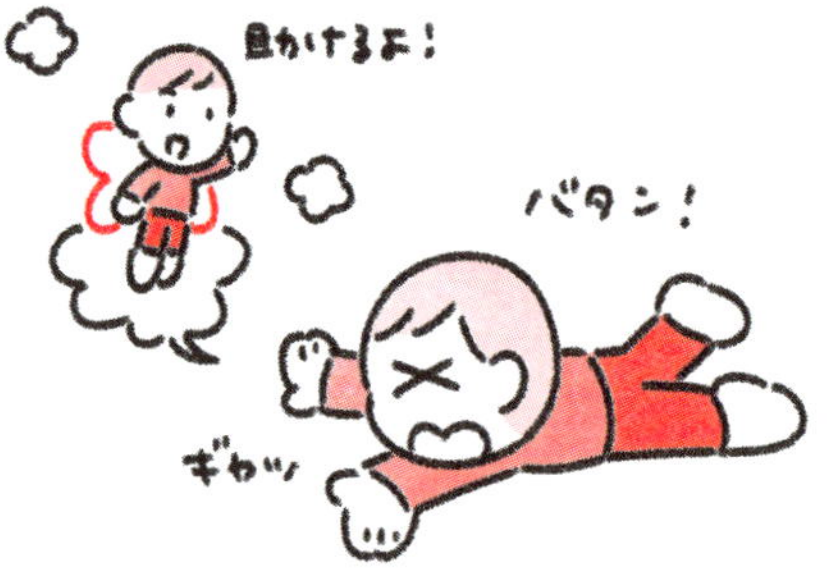

1 たとえ転んだとしても

失敗したときに、自分のなかの自分があらわれる。失敗している自分を俯瞰して見てくれる。

自我が生まれ肯定されると、どんなときでも自分で自分を支え励ますことができます。愛着形成のサイクルはその人の寿命が尽きるまで回り続け、エネルギーが枯渇する心配はありません。

愛着の問題があると、いつもエネルギーが不足してしまう

一方、愛着形成が不十分な人は、ちょっとしたことでエネルギーが足りなくなってしまいます。エネルギー不足になると、人は周囲からエネルギーをもらったり奪ったりしないと生きていくことができません。

このため愛着に問題がある人は、人生においてなにか問題が生じるたびにエネルギーが足りなくなり、誰かにしがみつきエネルギーを補給することになります。大人になると、小さい子どもが親に甘えるようには、人に甘えることはできません。でも困ったときに素直に人に頼ったり助けを求めたりすることができれば、比較的容易にエネルギーを補給できます。

乳幼児期の愛着は親などの養育者が対象ですが、成長すると愛着の対象は親に限らず友だちや先生、周囲の人たちへと拡大していきます。いろいろな人に助けを求めて支えてもらい、愛着形成のサイクルを回していくことができる人ほど、エネルギーを補給しながら力強く人生を歩い

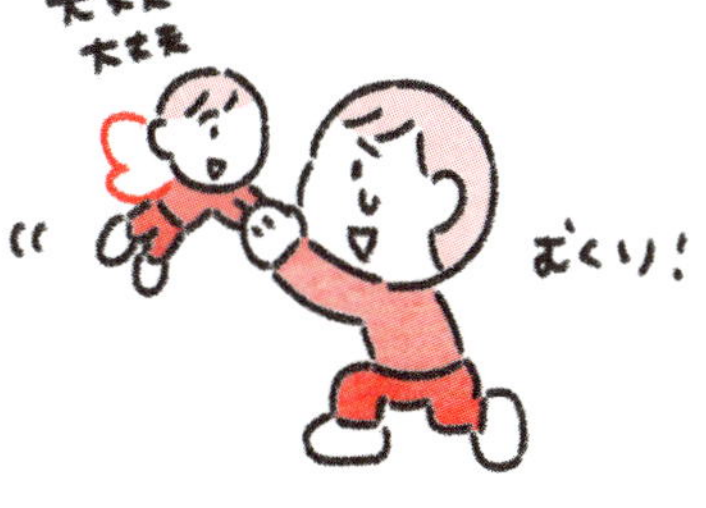

2 起き上がらせてくれて

自分自身とのあいだにも愛着サイクルができていれば、失敗した自分の苦しみや痛みを、自分自身でやわらげることができる。

ていくことができます。

しかし、愛着に問題があると、人を頼ること自体が苦しいため、エネルギー不足におちいります。人にSOSを出すことが苦手で、いつもひとりでがんばろうとし、すぐにエネルギーが底をついて前に進むことができなくなってしまいます。

基盤が弱い建物ではなにを積み上げても倒れてしまう

人の愛着形成は、建物の構造にたとえることもできます。

愛着がしっかり形成されている人は、強靱な耐震構造をもつ建物のようなものです。基礎構造が堅固なので、どんなに大きな地震が起きてもびくともしません。

一方、愛着が不十分な人は、基盤が弱い建物のようなものです。なにを積み上げてもすぐ崩れ、ちょっと大風が吹けば傾いてしまいます。

そうした弱さによって、うつ病や不安症などの精神疾患を発症する人もいるでしょう。一般に精神科を受診すると、直接的な原因をとり除き、現在あらわれている症状をやわらげるための治療を行います。しかし、愛着に問題がある人の場合、現在の症状だけに注目しても埒《らち》が明きません。目に見える症状や直接的な原因は、建物の外観と同じです。ひびが

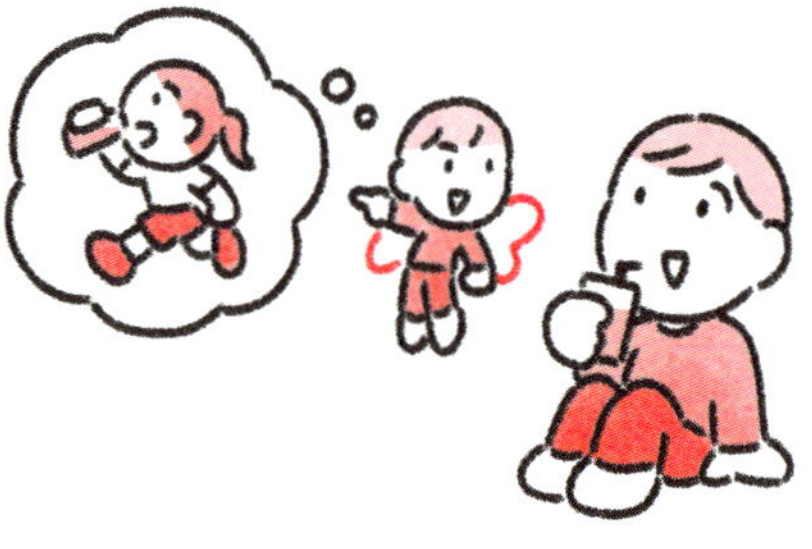

3 一緒に考えてくれる

他人がやっていることを参照しながら、どうすれば失敗を乗り越えられるか、一緒に方法を考えてくれる。

入った壁面をいくら塗りなおしたところで、基盤が弱いままでは、またすぐ崩れてしまいます。精神の基盤工事（愛着形成）が未完了のままでは、根本的な治療にはつながりません。

大地震にも耐えるビルを建てるイメージをもつ

では、愛着形成は大人になったら手遅れなのでしょうか？　そんなことはありません。さまざまな精神疾患に悩み続けてきた患者さんでも、自分で愛着を補強すればレジリエンス（困難を乗り越える力）を高めることはできます。

建物の基盤工事を最初からやりなおすことはできませんが、弱いところを見つけ、筋交いや柱で補強すれば、大地震にも耐えられる強靱な建物にすることはできるのです。

患者さんに「これから愛着の補強工事をしていきましょう」というと、それだけで患者さんの意識は変化します。それまで些細なことに動揺し、漠然とした不安や自己肯定感の低さに悩んでいた患者さんも、自分の精神構造をイメージすることによって客観的に見られるようになるからでしょう。脆弱だった精神構造は少しずつ補強され、しっかりした骨組みの建物に生まれ変わっていきます。

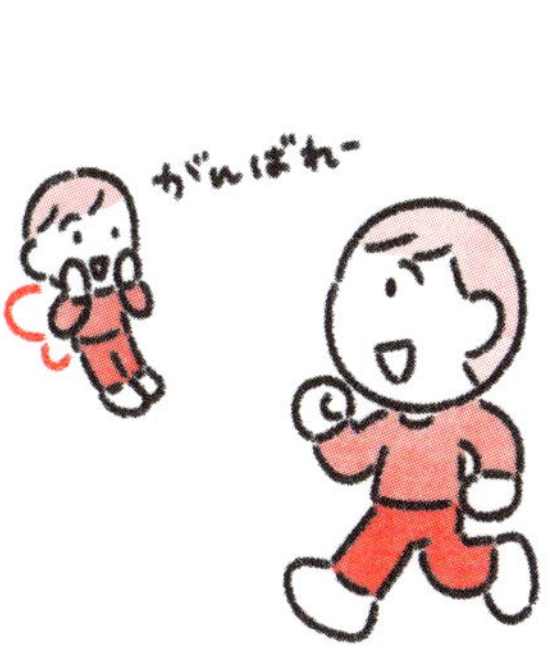

4　だからまたがんばれる

だから再び立ち上がり、失敗したやり方を改善し、新しい方法で再挑戦することができる。

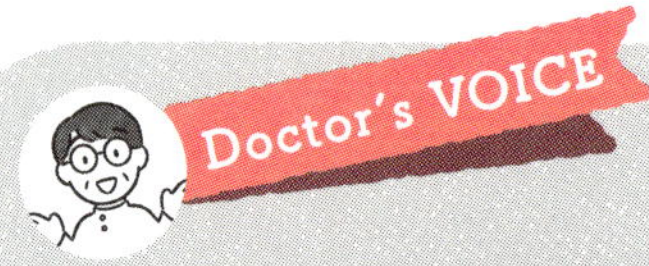

失敗してもくじけない
天才誕生の背景に愛着がある

エジソンは母親に全肯定されて育った

愛着から無尽蔵のエネルギーをもらって生きた人物の典型といえば、発明王エジソンです。

彼は小学校で先生を質問攻めにするなどして退学勧告を受けますが、母親は「あなたには学校は合わないのね」と息子の味方に立ち、家で教師役をします。エジソンの疑問を一緒に考えて実験し、図書館で調べるなど徹底的に支えました。

エジソンは十代で聴力が低下しましたが、母親は「あなたには目も鼻もあって健康よ」と励ましたといいます。そのおかげか、彼は「難聴だったから蓄音機を発明できた」とポジティブに捉えるようになりました。

彼は終生母親の姿を忘れることはなく、苦しいときは心のなかで母と言葉を交わして勇気づけられたと記しています。

失敗を失敗とは思わない心理

エジソンは白熱灯を発明したとき1万回も実験したといいます。彼はそれを失敗とは言わず「1万通りのうまくいかない方法を見つけた」と表現しました。成功するまで諦めないという無尽蔵のエネルギーは、母親との愛着形成から生まれたものです。愛着がしっかりしている人は失敗してもへこたれず、進むことができるのです。

愛着形成により彼の心のなかにしっかり母親がとり込まれたのでしょう。やがて内在化した母親は彼自身となり、彼の人生を支え続けたのです。

このようになにかを成し遂げる人の背景には、養育者などとの強力な愛着形成が存在することが多いのです。

Part3

愛着形成不全の原因

あなたの
愛着形成のサイクルは
なぜ止まったのか？

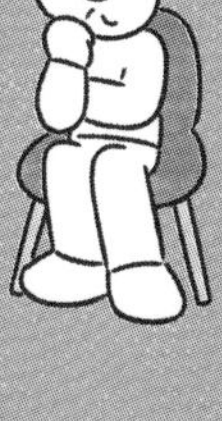

愛着サイクルは親だけでも子だけでもなく、
相互のやりとりで回っていきます。
いまの問題は、あなたの愛着サイクルが
じゅうぶん回り切らないうちに
止まってしまったのかもしれません。
原因を探っていきましょう。

愛着形成の失敗①

愛着形成のサイクルが止まると生きる力が損なわれてしまう

虐待など目立った不適切な養育環境に置かれていた場合を除いて、大人になってから、愛着形成がじゅうぶん形成されているのかを判断するのは容易ではありません。なんらかのつまずきがあったのだとすると、いまの自分の思考や感情、いまの記憶を頼りに、自分自身をふり返って考えてみる必要があります。

サイクルが回らないと、自分の輪郭もあやふやになる

愛着形成のサイクルが回りきらなかった人は、自己肯定感が育たず、心の土台がぐらつきやすいのが特徴です。土台がぐらついているということは、自分自身の輪郭がぼんやりとし、自己像を明確にイメージすることも難しいものです。「素の自分」「ありのままの自分」をイメージできるか問われても、どう答えたらよいのかわからないという人もいます。

自他の境界があいまいになることで、自分で人生を切り開いていくエ

あなたならどんなふうに答えますか?

「素の自分」のまま安心しているところをイメージできますか?

じつは自分がどう見られるかばかり気になっていませんか?

ネルギーも不足しがちです。レジリエンスも不足しますから、がんばれないだけでなく、うまくいかなかったときに立ちなおることが困難です。

自分を大切にする、いたわる感覚がもてなくなります。本当は人に頼りたくても、どうふるまえばいいのかわかりません。自分が存在するには、つねに誰かになにかを施さなければならないと思ってしまいます。

親子双方の、なんらかの問題でサイクルが機能しなくなる

もしこんなふうに、基本的安心感や自己肯定感が損なわれているなら、それがいつどこから始まったのかを考えてみましょう。

愛着形成は、相互のやりとりで育まれるものです。育児放棄や暴力などがなかったとしても、愛着形成の不全は起こり得るのです。

たとえば、親が忙しすぎて、子どもがかまってほしいときにいつも不在にしている、また心穏やかに接する余裕がないという場合、愛着形成のサイクルは機能しなくなります。

子どもの側が、非常に繊細で、親の感情を敏感に感じとる場合、愛情要求を自ら止めてしまうこともあるからです。結果的に、本来たっぷり甘えるべき時期に、親に甘えられなくなり、愛着形成が途中で止まってしまいます。


自分で自分の価値を決め、肯定することができますか？

「誰かの役に立つ自分」「特別な自分」でいなければ、と思っていませんか？

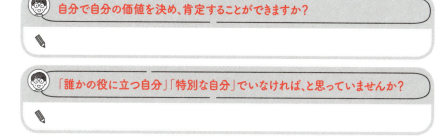

愛着形成の失敗❷

親と子で、愛着形成の感じ方は異なることも多い

愛着形成が必要な時期に、じゅうぶん関わることができたか、甘えることができたかという感覚は、子ども本人のものと、周囲や親の見立てとがずれることがあります。あくまで子どもがどう感じたかが重要です。

愛着サイクルは〝親〟だけでも、〝子〟だけでも回らない

たとえば、ある患者さんは年の離れたお姉さんにかわいがられて育ちました。お姉さんがとてもよく面倒をみてくれたので、お母さんも安心していたのだといいます。

ところが、本人は「親からあまり愛されなかった」という感覚をもっています。お父さん、お母さん、お姉さんなどたくさんの大人にかわいがられ、世話をしてもらったことはわかっていても、心にはつねに「満たされない感覚」があります。

愛着形成は、たんに「世話をしてもらう」だけの関係からは生まれま

あなたならどんなふうに答えますか？

親御さんに甘えたことはありますか？

親御さんに甘えなくなったのはいつ頃からですか？

せん。「この人はなにがあっても自分を守り、無条件で愛してくれる」という確信に基づいた感覚がなければ成立しないのです。

お姉さんもお母さんも、患者さんに愛情をたっぷり注いだことには間違いないのでしょう。けれども、患者さん自身は確信に基づいた愛情を得られなかったということです。

事実と本人の感じ方は一致しないことがある

この患者さんの場合、お姉さんが世話をしてくれていたことにより、お母さんに愛情を要求する機会を奪われていたと見ることもできます。

もしかすると、生まれたときから自分と母親とのあいだに、お姉さんがいたことで、お母さんと距離があったのかもしれません。

また、お姉さんと4～5歳差くらいの場合では、お姉さんが早く自立を促され、愛着形成不全におちいることがあります。

結果的にふたりとも親の愛情を渇望しながら、要求をがまんしてしまった可能性もあります。

いずれにせよ、親の側が「きちんと世話をしているから不自由は感じていないはず」というのは親の気持ちにすぎません。相互の関係を通じて、子どもがどう感じたかが問題です。

親御さんに「愛された」という感覚をもっていますか？

親御さんから「～したら～してあげる」と言われていましたか？

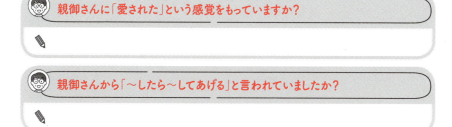

愛着形成の失敗③

成長過程で他者との愛着形成の機会を逃してきた

愛着形成は、人の発達段階の大切な第一歩です。愛着がじゅうぶん形成されることで初めて自我を確立し、自立することができます。

最初に特定の誰かとの絆をつくっておく必要がある

人の発達には段階があり、年齢に沿って成長していきます。親が我が子をどんなに急いで成長させたくても、時期が来なければ次の段階には進みません。また、適切な時期を逃してしまうとうまくいかないこともあります。

ただ、親との愛着形成の時期を逃してしまったとしても、その後の人生で誰かとの愛着形成のサイクルを回すことができれば修復は可能です。愛着の対象は自分が信頼する人で、その人との強固な絆が望まれます。最初の絶対的な愛着形成が土台となり、自我がつくられ、その自我が軸となり、さらに多くの人との人間関係をつくっていくからです。

あなたならどんなふうに答えますか？

親身になってくれる大人との出会いはありましたか？

これまでにこの人の話なら聞いてみよう、と思える人と出会えましたか？

しかし、成長すればするほど、他人と愛着を形成しようと思っても、赤ちゃんと母親のようにはいきません。時間がかかり遠回りすることになるため、できるだけ幼少期に愛着形成を行うのが望ましいのです。

本来、愛着を再形成するチャンスはいくつもあった

ひと昔前、地域社会が機能していた頃には、お節介な大人がたくさんいたものです。

子育てに悩んでいる親にも、家にいられない子どもにも、周囲の人がお節介をやいてくれました。関わりをもとうと働きかける人がいれば、愛着の再形成のチャンスが増えます。そうしたお節介文化がどんどん減ってきたことも、愛着形成が難しくなった一因なのかもしれません。

また、愛着に問題を抱える人は、こうしたお節介の手が差し伸べられても、それをつかもうとせず、自らふり払ってしまうことがあります。

あなたの場合はどうですか？　愛着の問題に気づき、自分でなんとかしていきたいと思ったら、問題から目をそらさず、自分自身の原因を突き止めてみることが大切です。この作業は多少の痛みをともないますが、自覚なくして問題解消に至ることはありません。次ページから、親（養育者）側の問題、子（あなた）側の問題に分けて解説していきます。

他人に「理解してもらった」という感覚をもてたことはありますか？

✎

他人と関係をもつことをためらい、関わらないようにしていませんか？

✎

愛着形成不全タイプ❶

典型例は明らかな暴力や無関心。不適切な養育で愛着形成不全に

愛着形成に問題を抱える原因の典型例は、虐待や不適切な養育などのマルトリートメントです（P24）。

児童への虐待には、身体的虐待や性的虐待だけでなく、適切な食事を与えなかったり長時間放置したりするネグレクト、言葉による脅しや罵り、面前での家庭内暴力、きょうだい間のあからさまな差別など、あらゆる不適切な行動や育児環境が含まれています。

虐待を受けた子どもは脳にダメージを受けることがわかっています。身体的虐待がなくても、くり返し暴言を浴びせられた子は脳の機能を損ない、脳の容積が減少し、コミュニケーション能力に支障が出たりすることまであるといわれています。

もっとも安心を与えられるべき養育者から虐待を受けた子は愛着形成に支障が出て基本的安心感や自己肯定感を育むことができず、影響はその後の人生に長く及ぶことになります。

明らかな不適切養育が認められるケースです。

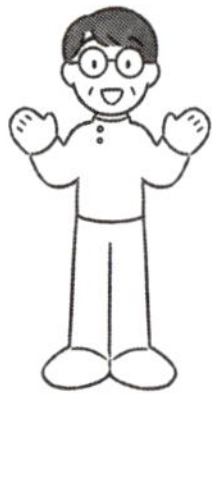

養育者側に　こんなことはなかったでしょうか？

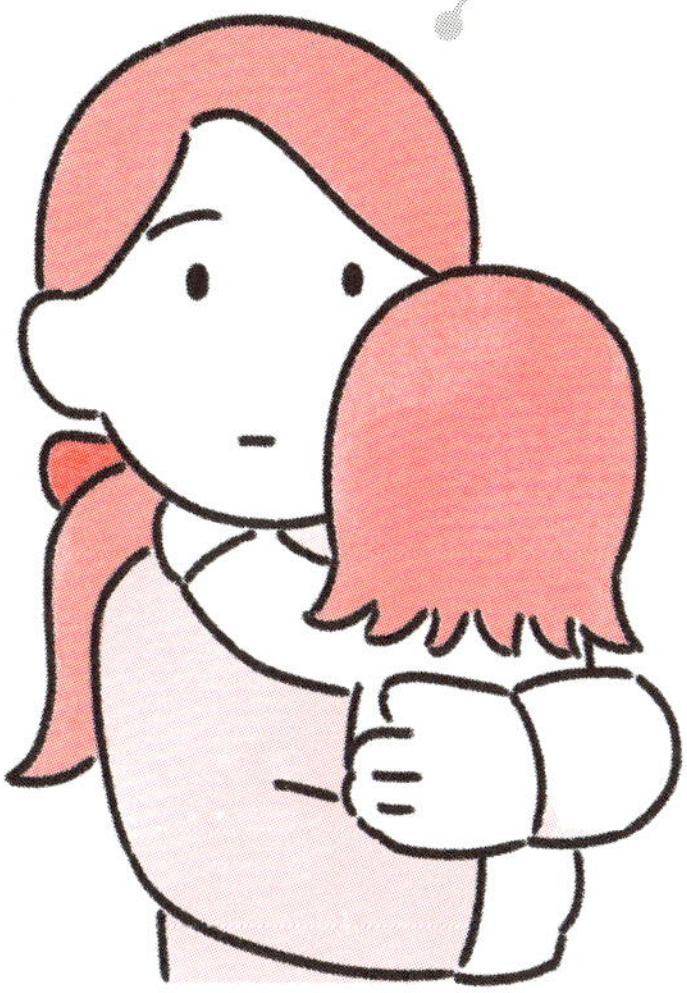

- □ あなたへの身体的な虐待行為があった。
- □ あなたへの性的虐待があり、それを見すごしていた。
- □ あなたに怒りの感情を向け、強い口調で脅すことがあった。
- □ あなたを劣悪な環境に置いていた。
- □ あなたの具合がわるくても病院に連れて行かない、など苦痛をとり除くことをしなかった。
- □ あなたを無視していた。必要なケアをしなかった。
- □ きょうだい間での差別的扱いがあった。
- □ あなたの目の前で、家族のメンバーに対して怒鳴る、暴力をふるうなどの行為があった。

愛着形成不全タイプ❷

親自身が不安定な状態。子どもへの態度に一貫性がない

母親が情緒不安定で態度がコロコロ変わるようだと、子どもは安心して甘えることができません。同じことをしても、ときに優しくされたかと思うと突然激高されたりするので、子どもは「いつ母親が優しくしてくれるのか」がわからず不安になり顔色をうかがうようになります。

また、乳幼児は親の態度を見ながら行動を判断する「社会的参照（P33）」を行いますが、親の態度に一貫性がないと混乱してしまいます。

親の情緒不安定の原因には生来の気質の他に、育児疲れや、うつ、双極症、境界性パーソナリティ障害などの精神疾患やアルコール・薬物などの依存症などがあります。また、なんらかの身体的疾患があり、育児がままならず情緒が不安定になるケースも見られます。

いずれにせよ、育児は重労働で、本来親子ともにじゅうぶんなケアが必要です。しかし、周囲からの助けがなく、母子が孤立化すると、不安定な状態になることが考えられます。

周産期のうつによるボンディング障害

出産後の母親は新生児に強い愛情（ボンディング）を抱きますが、そうした感情がもてない母親もいます。これがボンディング障害です。ボンディング障害の原因のひとつには周産期うつがあるとされています。ボンディング障害があると母子間の愛着形成の妨げになるため、母親の育児負担を軽減するなど早期のサポートが必要になります。

養育者側に こんなことはなかったでしょうか？

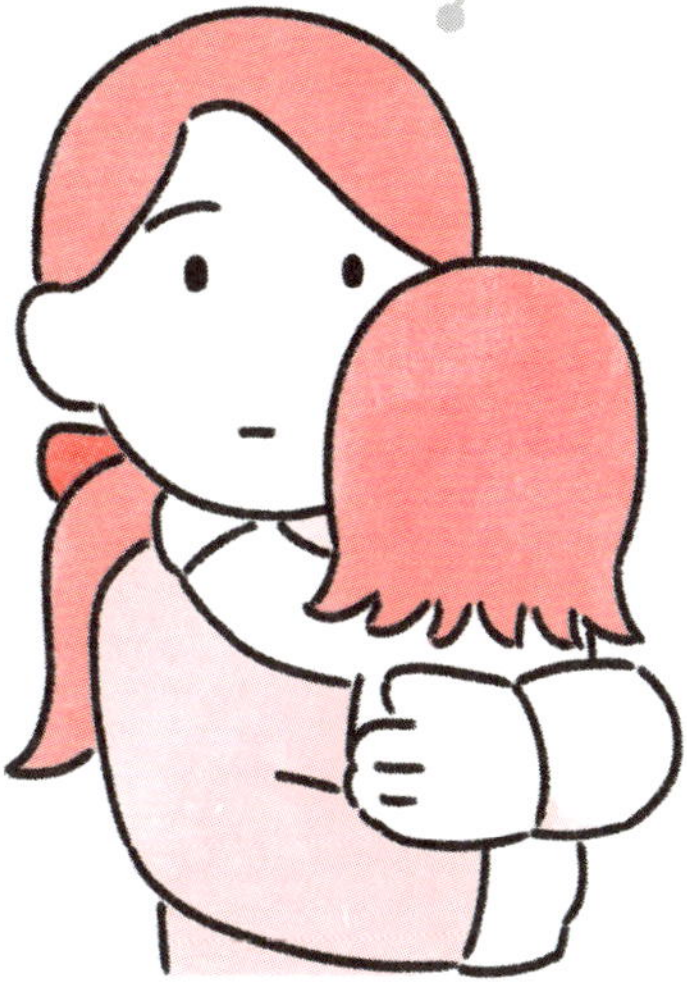

- [ ] なにもしていないのに、急に優しくなったり攻撃的になったりした。
- [ ] あなたがなにかしようと思うと、親が手を出してきて、自由にやらせてくれなかった。
- [ ] 完全放任主義で、あなたを助けなかった。
- [ ] 親が情緒不安定で感情の起伏が激しかった。
- [ ] 親の顔色がすぐに変化するため、あなたはなにを基準に行動すべきかわからなかった。
- [ ] 親がうつ病、双極症、不安症など、なんらかの精神疾患を患っていた。
- [ ] 親がアルコールや薬物などの依存症を患っていた。
- [ ] 親に身体的な疾患があり、あなたの面倒をみられなかった。

愛着形成不全タイプ③

親が別のことにかかりきりで、結果的に関心をもたれなかった

親が子育て以外のことで忙しく、他のことに気をとられて、子どもに関わる時間がじゅうぶんもてないと、結果的にネグレクトと似た状況が生まれます。

たとえば、経済的な問題から仕事に多くの時間を割かなければならない家庭もあるでしょう。また前述したように親自身になんらかの精神的・身体的疾患（P54）があるケースや、病気や障害をもつきょうだいがいて、親がそちらにかかりきりになっているケースもあります。きょうだいの受験や習いごとが忙しく、じゅうぶんかまってもらえないということも考えられます。

親が自分の趣味や活動に没頭し、家庭をかえりみないこともあります。なかには、親に自閉スペクトラム症などの神経発達の問題があり、子に関心を示せないということも。親自身は普通に子育てしているつもりでも、子どもは関わり不足により、愛着の問題を抱えることになります。

Case

跡継ぎに男児を……三女の孤独

代々続く造り酒屋の三女。「跡継ぎは男児」という意識が強く、３人目の女の子はあまり関心をもたれませんでした。しかもすぐ下に男の子が生まれたので、祖父母や両親の期待や注目は弟に集中し、彼女はいつも孤独だったそうです。「世話はしてもらったけど愛してはもらえなかった」という感覚は、大人になっても拭うことはできません。

養育者側に　こんなことはなかったでしょうか？

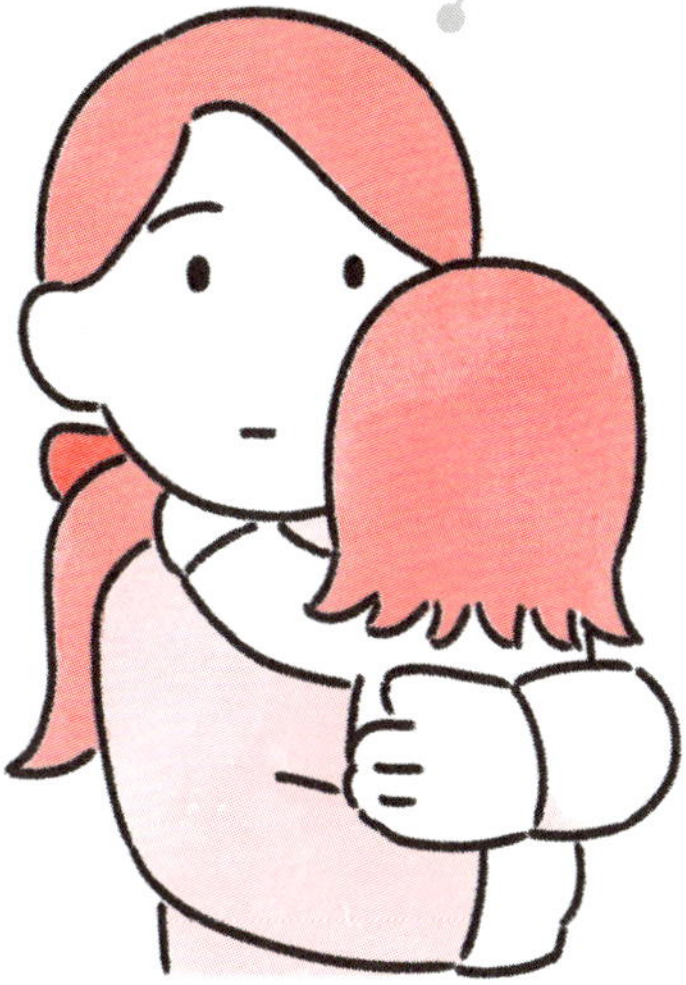

- □ 親にアルコールや薬物などの依存症があった。
- □ 親が自閉スペクトラム症など神経発達の問題を抱えていた。
- □ 親が精神的・身体的疾患を抱えていた。
- □ 仕事が忙しく、あなたとともに過ごす時間がほとんどとれなかった。
- □ 趣味や学業、宗教活動、政治活動などに没頭し、あなたにかまう時間がとれなかった。
- □ 手のかかるきょうだいや、介護が必要な祖父母などがいた。
- □ きょうだいの受験や習いごとなどにかかりきりだった。
- □ 離婚調停中など、家庭の問題を抱えていた。
- □ 新しい恋愛に没頭していて、あなたにかまわなかった。

愛着形成不全タイプ④

条件つきの愛情で、素の自分を見てもらえなかった

成績や試合の結果について親が子どもをほめるとき、成果に注目してほめる場合とがんばりに注目してほめる場合とでは、子どもに与える影響は異なります。成果ばかりに注目してほめると、本人は「素の自分」ではなく「出した結果」だけがほめられたように感じてしまいます。

本人にとって、成果はあくまで自分の外側。成果が出たことだけをほめられると、まるで「きれいなコスメだね」と言われているように感じ、素の自分がほめられているとは感じられません。

親の側は一生懸命愛情を注いだつもりでも、子の側は「親の期待を満たさなくなったら、自分は見捨てられる」「素の自分を愛してはもらえなかった」という思いを抱き続けることになるのです。

成績がよくてもわるくても、試合で勝っても負けても、親がつねに「がんばったね」とプロセスを見てくれていたら、無条件の愛情を感じられ、素のままの自分に生きる価値があると思えたのかもしれません。

Case

「がんばれないときもほめるんですか？」

「がんばらなくてもほめてあげてください」と伝えたら「がんばらなくてもほめるんですか」と聞き返したお母さんがいました。人にはがんばれないときもあります。そんなときは「生きているだけでじゅうぶん」と、ほめてあげてください。がんばれないときも「それでいいのよ」とハグすることで、子どもは親との絆を深めて安心できるのです。

養育者側に　こんなことはなかったでしょうか？

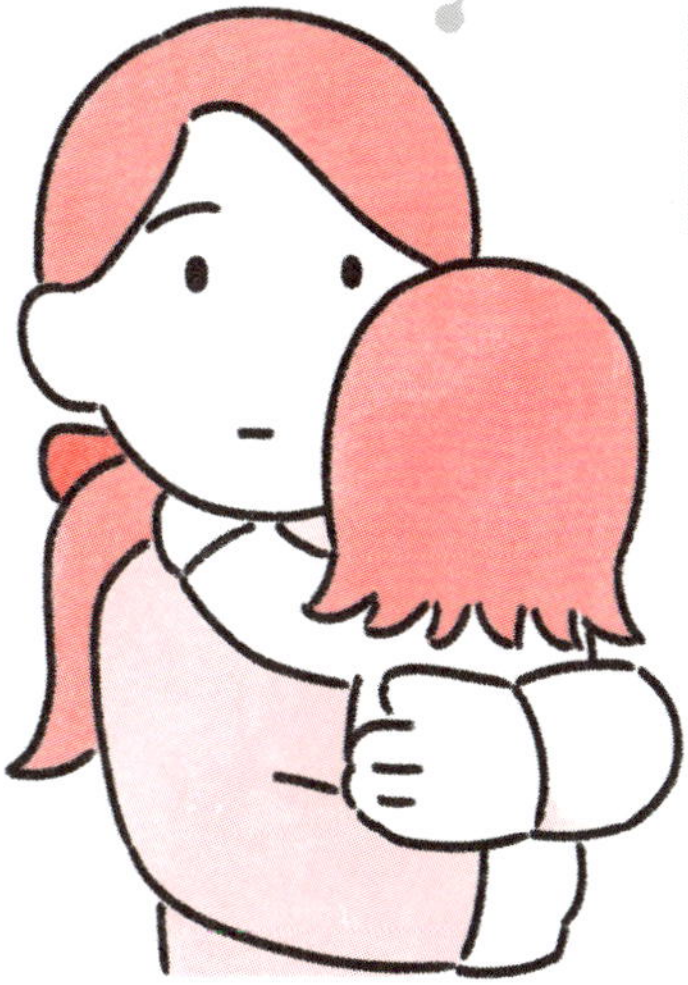

- □ 学業成績やスポーツ競技の結果が良いときだけはほめるが、あなたの努力のプロセスや個性は見なかった。
- □ 習いごとはすべて親が決め、成果が出たときしかほめなかった。
- □ 髪型やファッションなどは親が決め、そこからずれると怒られた。
- □ あなたの進路や職業はすべて親が選んできた。
- □ 親が気に入った子と遊ぶように勧め、あなたがそれ以外の子と遊ぶと不機嫌になった。
- □ 学業成績がわるかったり、なにか失敗したりして、親の期待を満たさなかったとき、あなたを責めたり、冷たい目で見たり、ため息をついたりした。
- □ あなたの絵や書、作文など、クオリティが高いときだけ評価し、創造すること自体はほめなかった。

愛着形成不全タイプ⑤

親が忙しそう、しんどそう……。子どもが自ら察してがまんした

子どものほうから愛着形成のサイクルを止めてしまう場合があります。親が忙しかったり大変そうだったりすると、子どもがそれを察して、自分から愛情要求を止めてしまうのです。

こうした傾向は、生まれつきの性質によるものでしょう。幼くても周囲の状況や他人の表情を敏感に感じとれる子や、その場の状況に対して、適切なふるまいができる子がいます。親が忙しそう、つらそうだとわかると、自分の要求を控え、親が望むように行動してしまいます。

子どもをかまえないほど忙しい親（P56）と、このタイプの子のくみ合わせになると、愛着形成は双方からストップしてしまいます。親からすると、子どもが早熟で自立したように見えるため、「もうあなたは大丈夫ね」と安心して子どもから離れてしまいます。

手がかからないしっかりした子ども時代を過ごしたように見えますが、本当はもっと甘えたかったという思いを抱えている人が多いのです。

2～3歳でも人の様子を観察し、
顔色を見て行動する子がいます。
親御さんのタイプとのくみ合わせで
愛着の問題を起こしやすくなります。

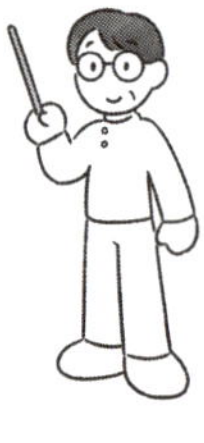

あなた側に こんなことはなかったでしょうか？

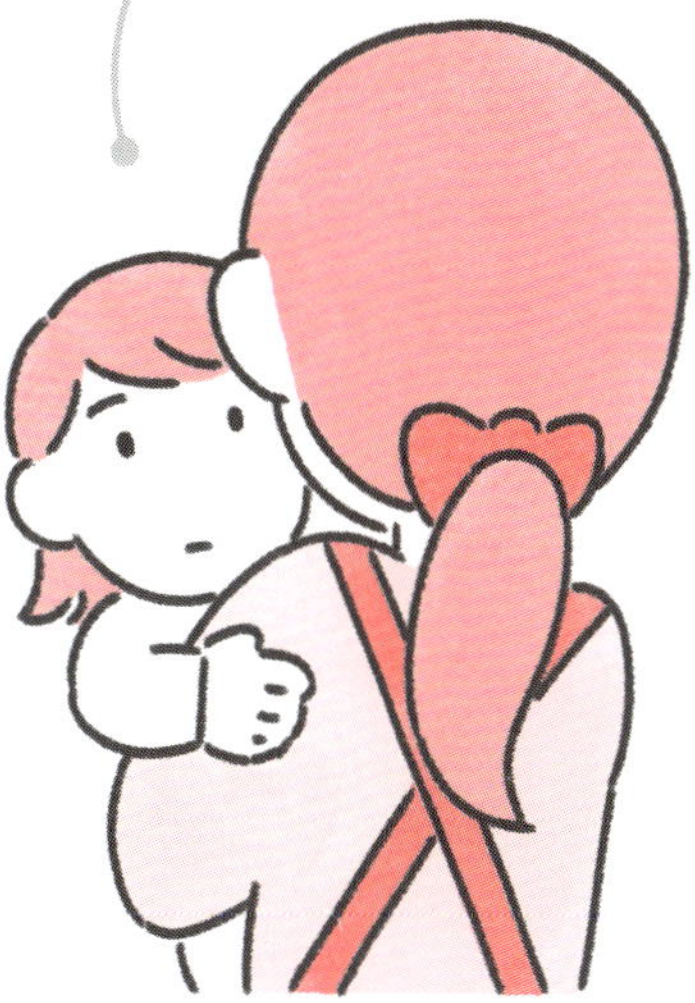

- [ ] 親の疲れた表情を察知し、甘えたい気持ちをおさえ、ひとりで遊んだことがあった。
- [ ] 家計の苦しさを感じとり、ほしいものをねだらなかった。
- [ ] 親の仕事の忙しさを理解し、悩みを相談せず、自分で解決しようとした。
- [ ] 親の家事を手伝うと、機嫌がよくなるので、嬉しくて率先してやっていた。
- [ ] 両親が不仲で、板挟みになり、双方に気をつかい甘えなかった。
- [ ] 小さい頃から親には悩みを打ち明けたことがなかった。
- [ ] 自分の喜怒哀楽の感情を表現することにいつもためらいがあった。
- [ ] 「いやだ」「さみしい」「助けて」「早く来て」といった要求を伝えるのが苦手だった。
- [ ] 親からいつも「あなたのために～しているんだから」と言われていた。

愛着形成不全タイプ⑥

「しっかりした子」とほめられ、甘えることができなくなった

親や周囲の大人からほめられたことがきっかけで愛着サイクルを止めてしまう子もいます。

たとえば下の子が生まれて忙しいとき、上の子が世話をしてくれると親は「さすがお姉ちゃんね」などと、ほめることがあります。上の子はまだ幼く、本当は弟や妹のように親に甘えたいのに「お兄ちゃんだから」「お姉ちゃんだから」と言われると、甘えられなくなってしまいます。

また、家族に病人がいて、小さいときから家事やケアを担っている子もこのタイプで、現在はヤングケアラーとして問題化しています。

「しっかりしてるね」「強いね」という親のほめ言葉は、「あなたはもう甘えなくていいわね」というサインにもなります。サインを受けとった子どもは自ら「甘えたい」という本音に蓋をしてしまいます。

ほめられることで自立を意識するようになった子は、じゅうぶんな安定感や安全基地がつくられる前に愛着サイクルを止めてしまいます。

「良い子」の評価で発見が遅れるヤングケアラー

病気の家族の介護や家事を過度にまかされている子をヤングケアラーと呼びます。子どもらしい遊びや学習時間、睡眠や将来の夢など自分の人生を犠牲にしているのに、家族には「よくお手伝いする良い子」とほめられ、本人も「自分がやらないと」と思い込んでいるので、学校の先生も周囲の大人も気づかず発見が遅れてしまいます。

あなた側に　こんなことはなかったでしょうか？

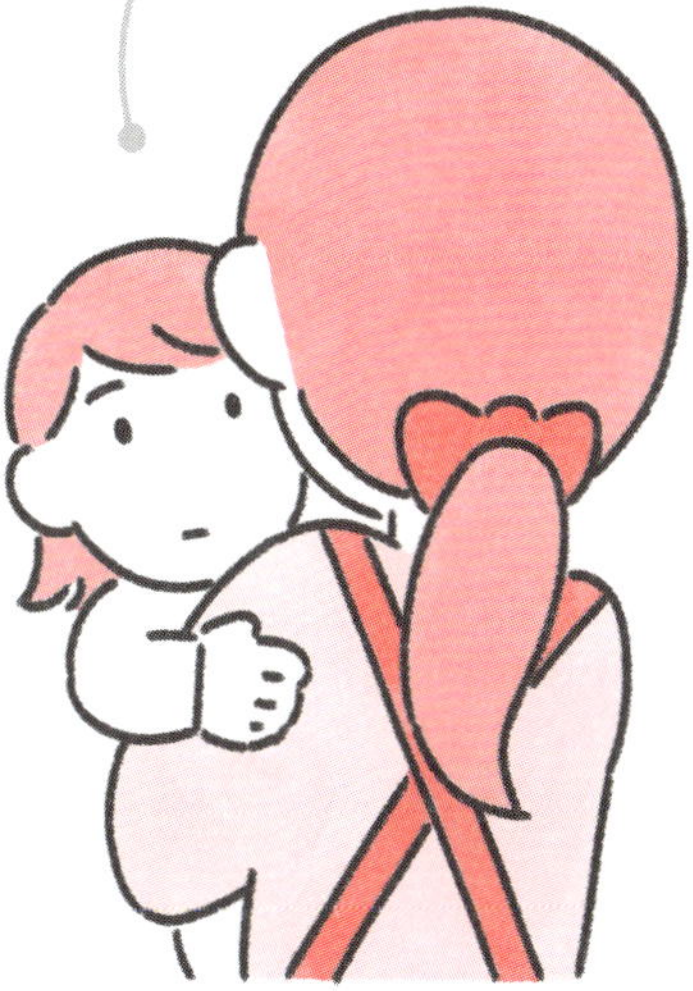

- □「ひとりでできるよね」と言われ、わからないことを聞けなくなった。
- □「お手伝いしてえらい」「弟（妹）の面倒をみてえらい」とほめられ、「甘えてはいけない」と思うようになった。
- □「泣かなくてえらい」「怒ったらダメ」と言われ、感情をおさえるようになった。
- □「お姉ちゃん（お兄ちゃん）だからね」と言われることが、本当はプレッシャーになっていた。
- □「しっかりしてるね」と評価され、家族に頼ることをためらうようになった。
- □「思いやりがあるね」とほめられ、自分の問題や悩みを打ち明けられなくなった。
- □「お友だちに優しく」と言われることで、自分に助けが必要なときでも、甘えられなくなった。
- □「100点すごい、次もいい点とらないと」と言われ、ミスや失敗が許されないと考えるようになった。

愛着形成不全タイプ⑦

自閉スペクトラム症があると、愛着未形成のまま学校生活へ

一般的に定型発達の子は3〜4歳までに愛着形成がひと通り完成します。自我が生まれ、自分・他人という意識が芽生え、共感性が育まれ、人間関係が築けるようになる頃に、小学校就学を迎えます。

ところが自閉スペクトラム症（ASD）があると、愛着の形成はとてもゆっくりで、生後3年どころか10年以上かかったりします。

幼児期に親子関係をしっかり築ければよいのですが、そのまま就学の時期を迎え集団生活が始まってしまいます。**愛着形成や心の理論（P37）がじゅうぶんでないまま、他者の気持ちが理解できずにトラブルが生じることが多くあります**。

その結果、集団生活がうまく送れず、成長するにつれて漠然とした不安を感じるようになります。

なお、神経発達症（発達障害）と診断されていなくても、その傾向のあるグレーゾーンの子は同じような問題を抱えがちです。

ASDがあると
相互のやりとりの発達が遅れます。
一見すると「手がかからない
（ほうっておいても大丈夫な）子」と
思われがちです。

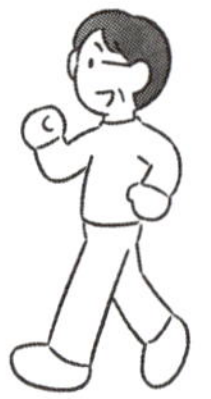

あなた側に こんなことはなかったでしょうか？

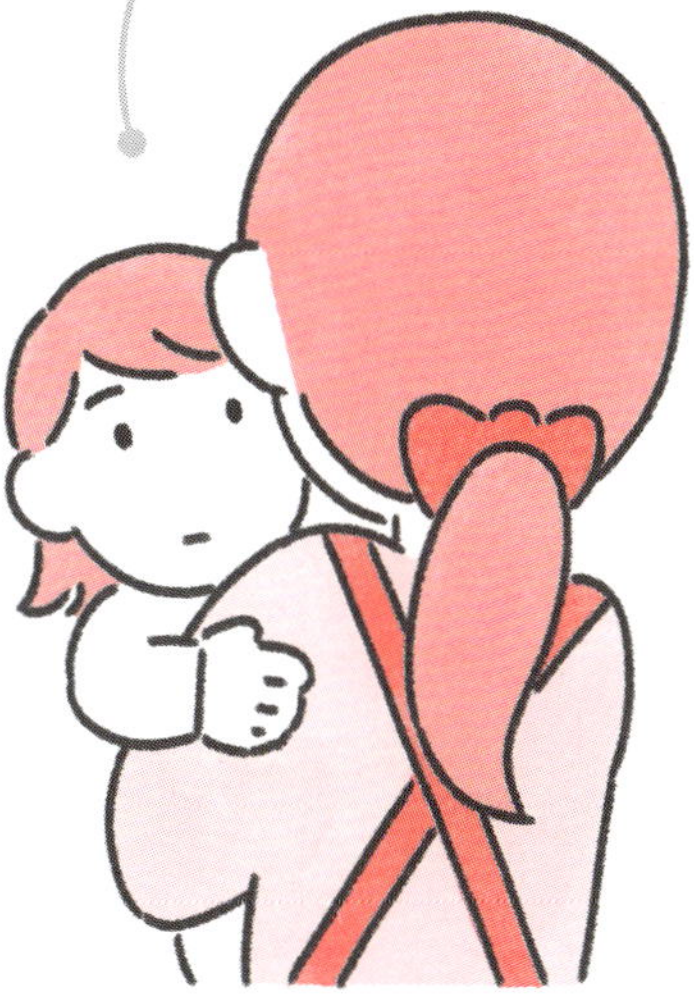

- □ 自分が思っていることがいつも親にうまく伝わらなかった。
- □ 親に怒られても、怒られた理由がわからないことが多かった。
- □ どうして自分は泣いているんだろう、と自分の感情を把握できないことがあった。
- □ 家族や友だちの輪にどうやって入ればいいのかわからなかった。
- □ 他人の感情を読みとることが苦手。
- □ 10歳くらいになるまで、自分がやっていることがよくわからなかった。
- □ 家族や友達が笑ったときに、何がおもしろいのかわからないことが多かった。

社会背景

子どもの成長を急かす子育てを社会が強いている

現代はスピードが重視される時代です。「タイパ」という言葉が流行るように、誰もが時間をかけず効率よくものごとを片づけようとしています。子どもの心の成長にもその影響が出ているように思えます。

早く大人になることは、突貫工事で家を建てるようなもの

共働きの両親と核家族が増えたせいなのでしょうか、家事や育児にも時間や気持ちの余裕がなくなってきています。ますます子どもも「早く大人になってほしい」と成長を急かす親御さんが増えた印象です。仕事や家事を効率化するのは合理的かもしれませんが、子どもの成長は違います。数十年やそこらで人間の成長スピードが変わるはずもなく、子どもの心も体も一人前に成長するにはある程度の時間がかかります。

お話ししてきたように、人の精神構造は建築のようなもので、突貫工事でつくればいろいろな問題が生じます。後から補強もできますが、そ

れにはとても大変な労力と時間がかかってしまいます。

だから、時間をかけて基礎工事をすることが大切なのです。「まだやってるの」と言われるぐらい時間をかけたほうが建物は安定します。

誰もが愛着の問題を抱えやすい世のなかになった

本書を手にとったみなさんも、過去のできごとを思い出すにつれ、いろいろと思い当たることがあったのではないでしょうか。いつの時代も、親と子がじっくり向き合う時間がとれれば理想的なのです。

しかし、家族関係、人間関係は社会の影響を大きく受けます。個人の努力だけではどうしようもない部分もあるのです。

さまざまな精神疾患で受診する患者さんと話をしていると、最初は気づかなかった生育の問題に気づくことがよくあります。本人も意識してこなかった自己肯定の問題が浮かび上がり、それが主題になって診察が進むこともあります。毎回ほんの10分程の診察でも愛着の問題に目をやり、改善していくこともできると感じています。

自分の愛着の問題に気づいた人が、ほんの少し愛着に留意して他人に、とくに子どもに接することができれば、愛着形成を社会全体で支えることができるのかもしれません。

地縁社会の喪失で愛着形成は危機的状況？

かつて日本社会は地縁が深く、近所のおじさんおばさんと家族ぐるみのつき合いがありました。子どもたちは親や家族と愛着を形成した後、愛着を身近な大人に広げながら社会性を育むことができました。

ところがいま、地縁社会は失われ、子どもは親や先生以外の大人と交流する機会はほとんどありません。子どもに社会性が失われてきたのは、愛着形成が困難な社会背景にも一因があると考えられています。

思考の歪み①

自己否定的、自責的であることでかろうじて生き延びてきた

愛着に問題を抱える人には、特徴的な思考の歪みが見られます。そのひとつが自己否定的思考または自責思考です。

「自分がわるい」と思うことで、状況を受け入れられた

患者さんのなかには「5歳から死にたいと思っていた」という人もいます。極端なケースですが、このような場合愛着にトラウマも関わっていると見られます。愛着とトラウマは併存することがよくあるのです。

このようなトラウマは記憶のフラッシュバックだけではなく「ものごとをすべて否定的に捉える」という症状もともないます。

背景に考えられるのが、幼少期のつらい体験です。

子どもはつらいことがあると「自分がわるかった」と考えることがあります。つらさを誰かに一緒に受け止めてもらい「よしよし」と安心させてもらわないと、自分ひとりで気持ちを処理するために自責思考へと

至ります。いわば、生きるための手段でもあるわけです。

家族が病死したり事故にあったりしても、すべて「自分のせい」と思い込んでいる子どもは意外に多いのです。いったんそれで説明がつくと、その自責思考はずっと心に棲み続けます。

外から入ってきた思考だと気づくことが大事

こうした自責思考は生まれつきのものではありません。「5歳から死にたいと思っていた」という人はそれほど多いわけではありませんが、その患者さんも小さいときは普通に素直な乳幼児だったはずです。

それなのに、知恵がついてきたどこかのタイミングでなにかつらい体験があり、それを乗り越えるために自己否定的な思考をするようになったのでしょう。つまり、自責思考はもともと心にあったものではなく、外部から入ってきた異物なのです。

私はそうした思考を「寄生虫のようなもの」と患者さんに伝えます。このような思考パターンは外から侵入して毒をまき散らす「異物」なのに、本人はそれを自分自身だと思い込み、苦しみ続けているのです。

まず自責思考は自分ではなく、異物なのだと認識してください。そうすれば、自分を苦しめる異物を叩き出すことができるでしょう。

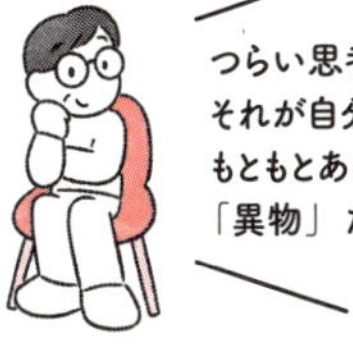
つらい思考のクセをとり除くには、
それが自分のなかに
もともとあるものではなく、
「異物」だと認識することが大事です！

思考の歪み❷

対人援助が自分のケアの代替行為になっている人もいる

愛着の問題から生じるもうひとつの思考の歪みは「人を助けなくてはいけない」という思考パターンです。

あえて対人援助の仕事につく人が多い

愛着の問題を抱える人は優しい人が多く、よく「医療者になりたい」「介護の仕事をしたい」など、対人援助職を希望します。「人を助ける仕事以外は考えられない」という人もいます。人のためになる仕事をしたいと思うのはすばらしいことです。ただし、背景に自己肯定感の乏しさがあるなら注意が必要です。

対人援助の仕事をしたいという人には、自分を大事にする気持ちが弱く、自分より人のためになにかをしたいという人がいます。

そういう人は、本来自分が援助を必要としているのに、自分を助けようとせず他人ばかりを助けています。自分と他人は均等ではなく、自分に厳しく他人に優しくするのが当然と感じています。これでは自己虐待しているようなもので、よけい自分が苦しくなります。

「人を助ける仕事以外は考えられない」などと自分を追い詰めるよりは自分本位でものごとを考えてみましょう。「役に立つかどうかわからないけど、これが好きだからやっています」程度の気持ちで働いている人も、みんな人の役に立っているものです。

つらい人に寄り添えることも稀有な才能

もちろん、自分と相手を均等に助けることができるようになってからであれば、対人援助の仕事は向いているかもしれません。そういう仕事は、つらい経験をしたり悩んだりした人でないとできないこともあるからです。

いま愛着に問題を抱えている人も、周囲の身近な人、そして医師やカウンセラーとの関係を通して愛着形成のサイクルが回せるようになるはずです。最終的には愛着を抱くべき存在を内在化させ、自分自身の心のなかで愛着サイクルを回していけるようになるでしょう。

そうすれば、あなたの共感力や人に寄り添う能力は、必ず誰かの役に立ち、あなた自身の人生も豊かにしてくれるに違いありません。

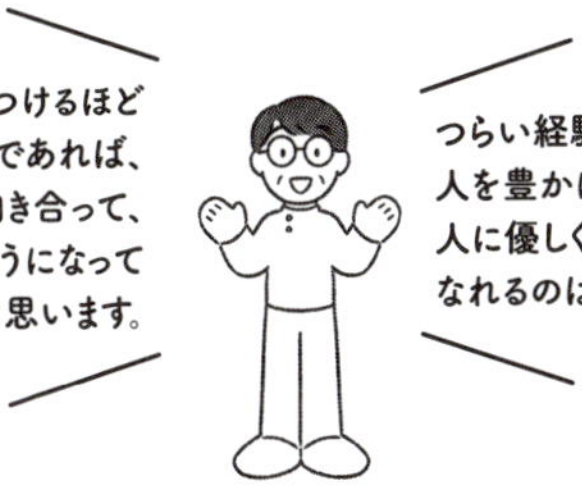
でも、自分をいためつけるほど
自分に厳しくしてしまうのであれば、
やっぱり問題に向き合って、
自分を癒やせるようになって
ほしいと思います。
つらい経験が
人を豊かにし、
人に優しく
なれるのは確かです。

揺るぎない愛着形成の難しさ

自己肯定感と他者信頼感をともにもち合わせる人は少ない

お話してきたように、愛着形成がしっかりできている人は精神的に強靭です。人生の困難やストレスに直面してもへこたれず、たくましく生きていくことができます。

強固な愛着形成を遂げられた人のほうが少ない

たとえば小さいうちに親や養育者にたっぷり甘え、「もうじゅうぶん」と思うほど甘え尽くした子どもには強固な愛着が形成されます。愛着がしっかり形成されれば、子どもは自然に親から離れ、なにも言われなくても自分の人生を歩み始めます。

ところが、人間は大きくなるとだんだん素直に甘えられなくなってきます。甘え足りないのに「もう大きいんだから」などと言われて愛着サイクルを断ち切られてしまった子は、愛着形成が不十分なまま大人になっていきます。

愛着形成は「家の構造」の問題

愛着形成がそこそこできた人

木造の家

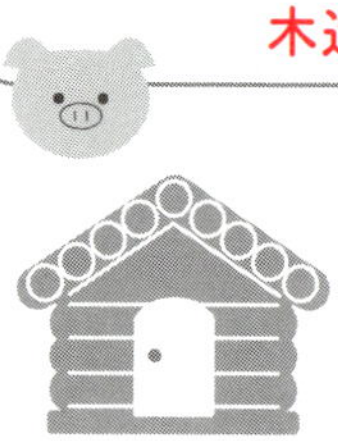

風雨（多少の困難）には耐えられるが、強力な台風や地震（人生を揺さぶる大きなできごと）があればつぶされてしまう。

愛着に問題があり治療やケアが必要な人

藁ぶきの家

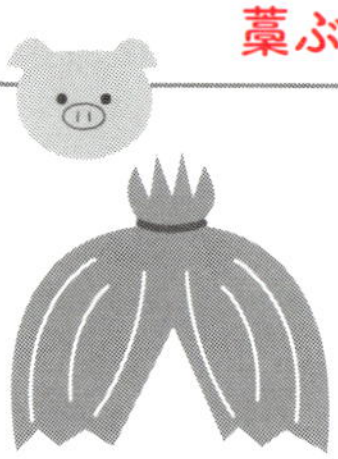

ちょっとした風雨で吹き飛ばされる藁の家のように、日常的なトラブルで精神的に不安定になりやすい。

実際には、思う存分甘えきり、揺るぎない愛着形成ができている人などなかなかにほとんどいません。大半は中途半端な愛着形成のまま大人になっているのが実情です。

だからこそ、みんなそこそこの自己肯定感と他者信頼感はあるものの、強いストレスや逆境に出合うと簡単に潰れてしまうのでしょう。

自己肯定感の乏しさは、あなたではなく「家の構造」

愛着の問題を、童話「三匹の子豚」にたとえてみましょう。

普通の人は木造の家に住んでいます。ある程度の雨風には耐えられますが、強い台風や地震がくれば家は崩れてしまいます。

治療やケアが必要な人は、藁ぶきの家レベルです。一方、逆境にも負けないような人は、強いレンガ造りの家に住んでいます。

安心感や自己肯定感が乏しいと感じる人は、自分自身に問題があるのではなく「家の構造が弱い」と考えてみてください。原因は家の構造にあるのですから、補強工事で強化することはじゅうぶん可能です。専門家の知見を活用することをお勧めします。

藁ぶきの家の人はもちろん、木造の家に住んでいる人も、もっとしっかりした家＝自分にしたいのであれば、レンガ造りの家を目指して補強・

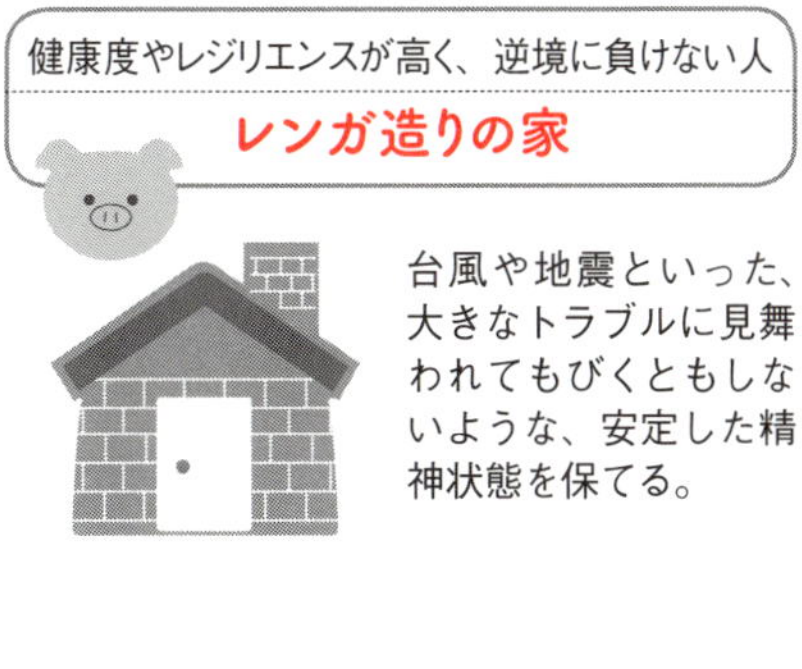

台風や地震といった、大きなトラブルに見舞われてもびくともしないような、安定した精神状態を保てる。

耐震工事をしていきましょう。

自分の「家の構造」に気づくことで見える世界は変わる

愛着障害は正式には小児の障害なので大人には用いませんが、大人の患者さんと話をしていると、多くの方に愛着の問題が見られます。患者さんは愛着の問題とは気づかず、他の疾患の症状だと考えています。

とくに精神疾患が再発しやすかったり精神状態が安定しなかったりする患者さんに向き合っていると、愛着の問題が明らかになります。

たとえば「自分がきらい」と言う人には、「いつからですか」と聞きます。「小さい頃から」と答えた人は、たいてい愛着に問題があります。

また、愛着に問題があると自分をいたわることができません。多くの人が自分を傷つけ、まるで自分をむち打つような生き方をしています。それを指摘すると「たしかにそうですね」とうなずく人が多いのです。

このように、自分の「家の構造」の弱点に気づくことは非常に大事なことです。弱点がわかれば、そこから補強工事をスタートさせることができるからです。

そのためにも、自分ひとりで悩まずに医師やカウンセラーに相談し、第三者の視点をとり入れるようにしてください。

他の精神疾患の治療のなかで考えていく

大人の場合、愛着の問題だけで治療が行われることはありません。他の精神疾患で治療中の人は、その疾患を治療しながら愛着の問題にもとり組みます。メインの精神疾患の症状がある程度落ち着いたら、愛着の問題に重点が移ります。その場合には自由診療でのカウンセリングを受けるのもひとつです。保険診療の医療機関でも自由診療のカウンセリングを行えるところやカウンセリングセンターなどを探してください。

Part4

愛着再形成のレッスン

子ども時代の自分を助け、自立した自分を手に入れる

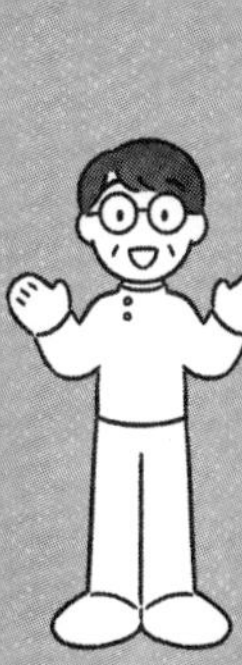

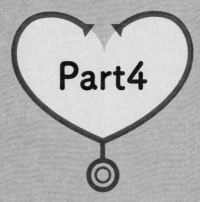

自分の気持ちを理解してほしかった、
自分自身を見てほしかった、
がまんしないで甘えたかった……。
どこかで気持ちに蓋をしてしまったために、
あなたのエネルギーは枯渇しているのでしょう。
あなたの手で自分自身を助けてあげましょう。

自立した自己像

甘えきらずに大人になった自分を自立させ大人にする

あなたはいままで「人に頼ってはいけない」と思って生きてきたのではありませんか。愛着に問題を抱えている人は過度に自分に厳しくして、困っていても人に助けを求めることができません。

助けを求められない心理を抱えてしまっている

原因のひとつと考えられるのが、幼少期からの体験です。小さい頃に誰かに助けを求めたときに「自分でやれ」と断られたり、「うるさい」と怒られたりしたことはないでしょうか。

または「自立しなくちゃ」という思いにとらわれ、人に頼れない人もいます。「自分ひとりでやらなくては」「自分の問題は自分で解決すべき」と思い込んでいる人もいるでしょう。「こうなったのは自分のせいだから人に迷惑はかけられない」など、自責思考が影響している人もいます。

心の奥底ではＳＯＳを発しているのに助けを求めることができず、限

あなたはどうして「助けて」と言えなくなったのですか？

- □ いつも期待されていたので、助けを求めることは失敗を意味した。
- □ 小さい頃から誰も助けてくれなかったから、自分でなんとかすべきだと思ってきた。
- □ 他人を信頼するとろくなことがないので、弱味を見せられなくなった。
- □ 助けを求めると、バカにされるのではないかと思ってしまう。
- □ 自分は、他人から助けてもらう価値がないと思っている。
- □ 自分が主導権を握り、状況をコントロールしないと、安心できない環境で育った。

界まで自分を追い詰めてしまう人がとても多いのです。

自立とはヘルプシーキング（救助要請）ができること

「人に頼る」と「助けを求める」のは未熟であり、自立した人ではないと考える人が多いかもしれません。ですが、そうではありません。

赤ちゃんや幼児は、親にしっかりと甘え、依存するなかで心が成長していきます。依存は自立へと向かうために不可欠です。誰も頼らず依存しない幼児は、健全に成長できるでしょうか。恐らく無理でしょう。乳幼児期からしっかり依存することが、後の自立へとつながります。

また、自立を「誰にも頼らないこと」だと考える人が少なくありませんが、自立とは本当は「依存先を増やすこと」です。たとえば車いすで生活をしている人は、多くの人や物に助けてもらう必要があります。頼る先が特定の人に集中するのは避けるべきですが、多くの人に少しずつ上手に依存して、自分なりの生活をしている姿は、自立しているといってよいのです。

このように「自立とは上手に依存すること」です。人が育つ過程でもっとも身につけなくてはいけない能力のひとつは「上手に人に助けてもらう能力＝ヘルプシーキング能力」です。

- □ 過去に他人に相談して、ひどい目にあったので、誰にも助けを求められなくなった。
- □ 自分の問題で、誰かが負担に感じることが耐えられない。
- □ つらい、困ったといった感情を封じてきたので、うまく他人に説明することができない。
- □ 助けを求めたら、批判されたことがあり、それ以来助けを求められなくなった。
- □ つねに「他人に迷惑をかけるな」と言われて育った。
- □ 助けを求めたときに、相手に拒絶されたことがある。

自分の人生を俯瞰し、「よくがんばったね」とねぎらう

いままでひとりでがんばってきた人がヘルプシーキング能力をつけようとしても、一朝一夕にはできません。段階を踏んで進めましょう。

最初のステップは、自分の心と向き合い精神構造に気づくことです。自分の心を直視するのはラクなことではありません。ここまで本書を読み進めてこられて、つらい気持ちになった方も多いと思います。

けれども、心の治療には自分の精神構造に気づくことが必要です。自ら精神のよりどころや弱点を理解して、初めて心を補強できるのです。

あなたは、何度もつらい気持ちに耐えながら、ここまでやってきたのではないでしょうか。

これまでの人生をふり返り、がんばった自分に「よくここまで生きてきたね」と労をねぎらってあげましょう。懸命に生きてきた自分をイメージし、「よしよし」とほめてあげてください。

自分の労をねぎらえたら、次のステップに進むことができます。

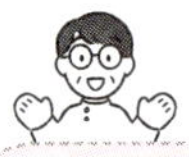

Message

がんばらずに生きてきた人なんていないはずです。
あなたもたくさんがんばってきたのではないですか？
お疲れさまと言ってあげてください。

成長のタイムラインをつくってみよう

長期的な視点で自分の成長のタイムラインをつくってみましょう。たとえば下記の方法をくみ合わせ、記憶のフックを刺激し、自分に起きたできごとを見つめてみます。

素直に自分のがんばりを認められないときは、たとえばそれが自分ではない他人のできごととして考えてみたらどうでしょう。「がんばってきたね」と声をかけたくなりませんか？

＼たとえば……／

人生年表をつくる

年代別に社会的なできごとと個人的なできごとを書き出していく。時系列で人生を整理することで、多角的に自分をふり返ることができる。

＼たとえば……／

写真、手紙などを見返す

写真、手紙、思い出の品などの視覚的な要素を使うと、記憶がよみがえりやすくなる。

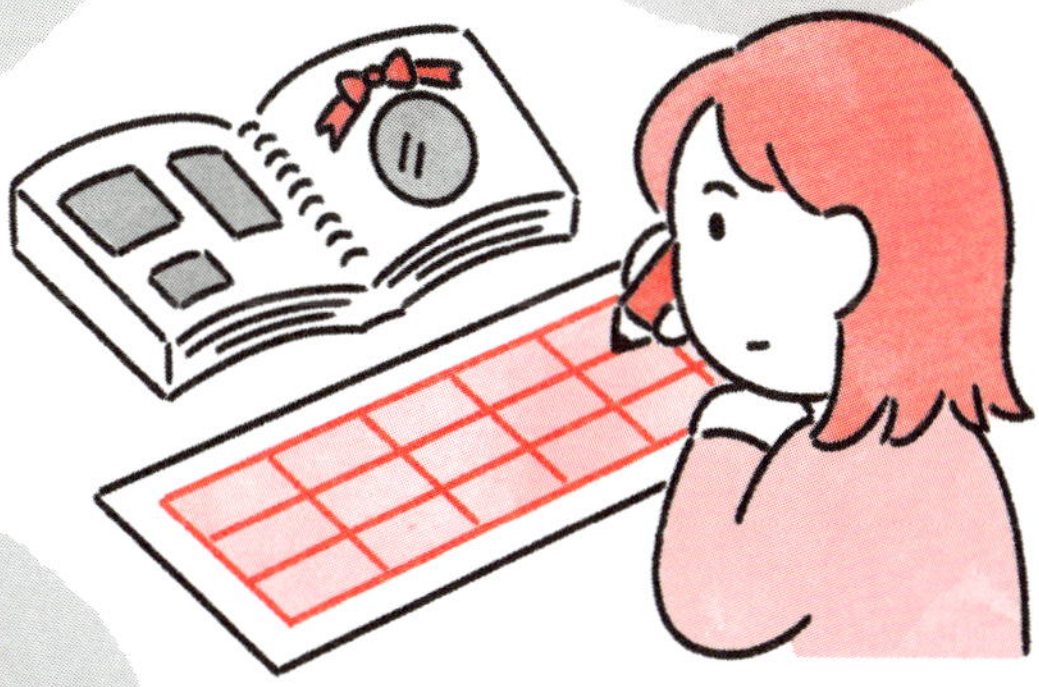

＼たとえば……／

マインドマップをつくる

自分を中心に、仕事や家族、趣味など、どんどん枝分かれさせ連想していく。それぞれの分野での経験や成長を書き出すことで、自分の人生の全体像を把握する。

＼たとえば……／

自分の伝記をつくる

自分の伝記を構想するつもりで、人生の章立てを考えてみる。各章にタイトルをつけ、その時期のできごとや自分の感情、価値観の変化などを要約する。

愛着再形成のレッスン②

他人に寛容で優しくするのと同じだけ自分にも優しくしてみる

愛着に問題を抱えている人は、他人に優しく自分に厳しい……まるで、人に優しくする反動で自分を傷つけているかのようです。「自分を大事にすることは自己中」と思い込んでいるのかもしれません。

こうした思考パターンがいつ、どこで身についたのかを考えてみる必要があります。もちろん生まれながらの気質ということもあります。でも、もし幼少期に親や周囲の人から「人になにかしなければ、自分は存在する価値がない」などと言われていたならどうでしょう。ほめられることに罪悪感を覚える、親にほめられると、反動で否定する言葉が浮かぶ、という人もいます。誰かに植えつけられた思考が習慣化し、素直に自分を大切にすることができなくなってしまったのです。

自分を他人より優先することが難しければ、少なくとも優しさを均等にふり向けましょう。他人に優しくしたら、それと同じだけ自分自身に「お疲れさま」「がんばってるね」と声をかけてあげてください。

Message

自分に優しくできない人は、
まず他人に向けている優しさと自分に向ける優しさを
同じにしていきましょう。

自分自身をいたわる

愛着の問題を抱えている人は、心の奥底で「自分のことはどうでもいい」といって自分のケアを後回しにしがちです。しかし、自分自身をかわいがる「セルフケア」を怠ると、いずれ疲弊し、心と体の健康を保つことができなくなります。

もし、他人には優しくできるのに、それを自分に向けることにためらいがあるなら、他人を許し、他人に優しくしてあげたことを、そのまま自分にも同じ量だけしてみてください。意識的に自分をケアする時間を徐々につくっていきます。

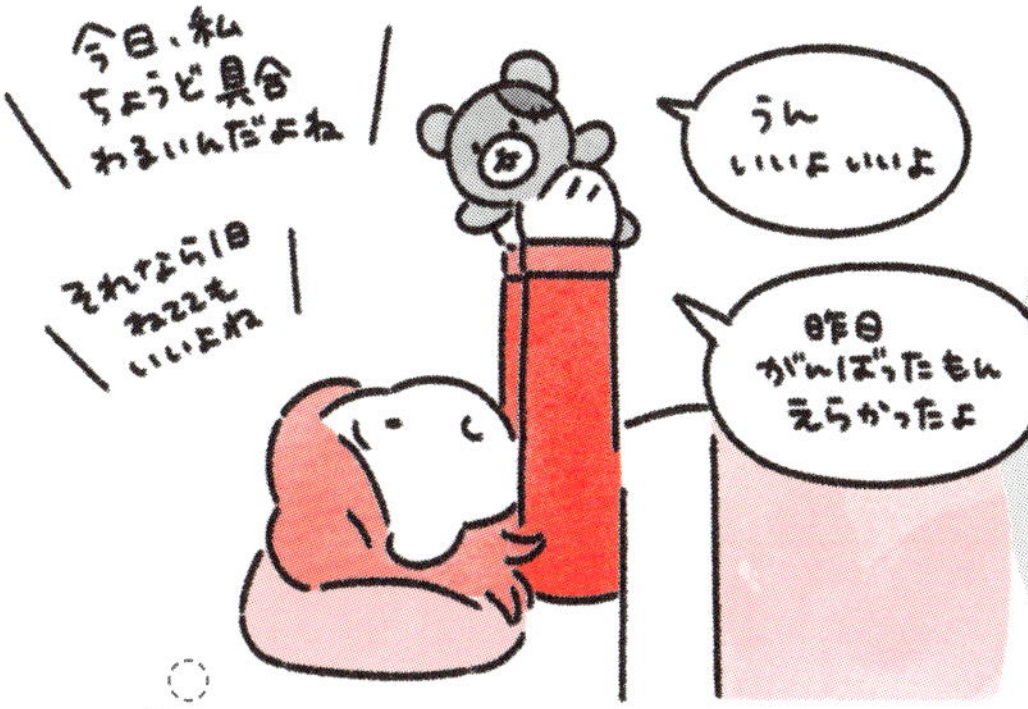
今日、私
ちょうど具合
わるいんだよね
それなら1日
ねてても
いいよね
うん
いいよ いいよ
昨日
がんばったもん
えらかったよ

1 自分の感情を認識する

自分の気持ちに正直になる。ネガティブな感情を無視せず、そこにその感情が存在することを認める。心のなかで「今日はちょっと疲れているな」「少しイライラしているな」と感じたら、その感情を言葉にしてみる。

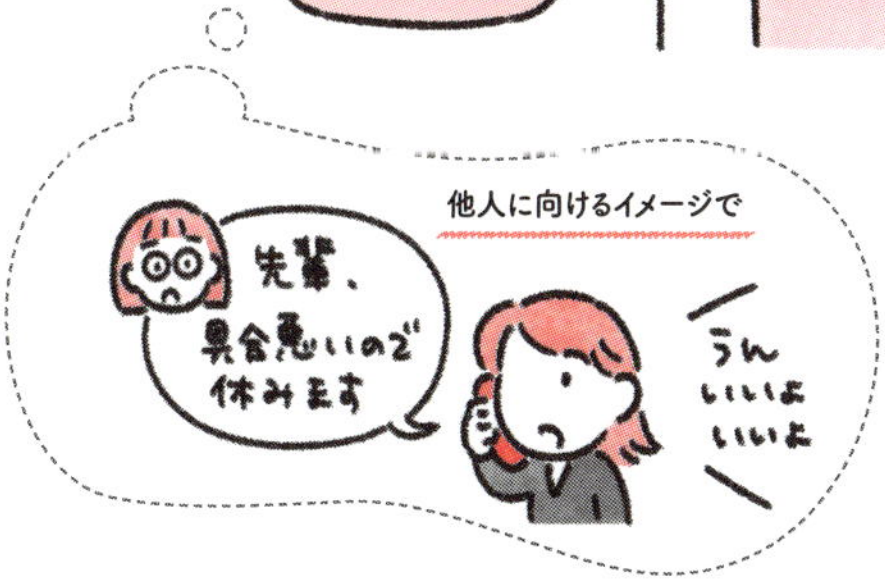
他人に向けるイメージで
先輩、
具合悪いので
休みます
うん
いいよ
いいよ

2 いたわる時間をつくる

ベッドでゴロゴロする、好きな本を読む、どこかに行く、おいしいものを食べる、静かに音楽を聴くなど、自分がいま本当に望むことを少しだけやってみる。人の目を気にせず、人の期待を気にせず、ひとりで実行してみよう。

3 自分に優しくする言葉をかける

自分を責めてしまいがちな人は、内なる声が自分の希望を非難することがある。自分を励ます言葉を意識的にかけることが大切。「昨日はがんばったから、休んでいいよ」といった言葉を自分に向けて言ってみる。

親との関係がわるくないなら親と小さい頃の話をしてみる

幼少期にしっかり愛着が形成できなかった場合も、その後の人間関係を通じて愛着を再形成していくことはじゅうぶん可能です。

思春期までなら親との関係を再構築できる

思春期ぐらいまでなら、もう一度親とのあいだに愛着を形成することもできます。不登校や摂食症などなんらかの問題が生じ、それがきっかけで親子関係が修復されるケースもあります。

ある娘さんは摂食症になり、命に危険が及ぶほどまで重症化しました。闘病を通じて、「とにかくがんばりなさい」と励ますばかりだった親御さんが、「生きていてくれるだけでじゅうぶん」というように態度を変え、その後関係が改善しました。

ただ、年齢を重ねてしまうと親子関係の修復は困難です。そもそも親子の相性がよくない可能性もあり、やりなおそうとしてかえって悪化しがちです。どちらがわるいのではなく、お互いに苦しくなります。

ひとりとの関係より、まんべんなく

大人になってからの愛着再形成は、むしろ親しい友だちやパートナーを対象としたほうがよいでしょう。ひとりに集中して愛着形成を手伝ってもらうと、相手の方への負担が大きくなりすぎるため、何人かにまんべんなく甘えるように伝えています（P84）。

たとえパートナーであっても、親代わりまではできないものです。最終的に相手の重荷になり、関係がはたんしかねません。

愛着に問題を抱えている人にとって、適度に人に甘えるというのはとても難しいことです。愛着再形成の過程で相手にすがり、過度に甘え、攻撃的になり、関係を壊してしまうことがあります。2〜3歳の子どもがわがまま放題にふるまうのとはわけが違います。すっかり成長し、すでに大人になってしまった人間の、ずっと秘めていた愛情要求が爆発するのです。いったん求め始めると際限がなくなるまで求める人もいます。相手が情緒不安定におちいり傷ついてしまうこともあります。

専門家がこうした問題を扱う際は、パートナーの方に同席してもらうこともあります。親代わりの愛着形成はそれぐらい難しいものなのです。

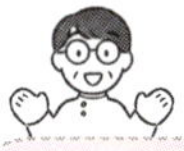

Message

パートナーや親友など、特定のひとりと向き合い、愛着関係を築きなおし、
愛着の問題を解決できればすばらしいことです。
ただ、それができる例は少ないです。相手を追い詰め、
別の問題が生まれ、最終的に関係がはたんしがちです。
依存先を増やす方法（P84）でがんばってみましょう。

周囲の人たちにまんべんなくプチ甘えをする

愛着を再形成する際はひとりの人に集中するのではなく、まわりの人にまんべんなく「プチ甘え」をしたほうが無難です。

愛着には相手に対する甘えや依存が必要です。大人になって再形成する際も必ず相手に、一定程度甘えたり依存したりします。過度に依存されると、それを重荷に感じたり、支えきれなくなって関係が壊れたりすることもあります。

また、それまでおさえていた親への複雑な思いや漠然とした不安感が突如噴出してしまう人もいます。そうなると、相手はとても支えることができません。先生や友だちはもちろん、医療者でも潰れてしまうことがあるほどです。信頼していたパートナーにさえ「重たい」と言われて大きなショックを受ける人もいます。

そのようなことにならないように、甘えは意識的に分散しましょう。周囲の人に少しずつ依存する「プチ甘え」を試してください。

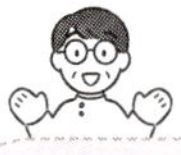

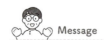

Message

いったん人に甘え始めたら、
際限なく甘えてしまうのではないか……
という恐怖から、自分を律している人もいます。
怖いかもしれませんが、
一日ひとつだけでも、人を頼る練習をしましょう。

ちょっとしたお願いごとにチャレンジ

愛着に問題を抱えている人は、普通の人から見たら、こんなことに躊躇するの？　というほど小さなことでも人に頼むのが苦手です。勇気を出して、となりの人に声をかけてみてください。

周囲に、相手を不快にさせず上手に頼みごとをする人がいたら観察してみましょう。「ありがとう」という感謝の言葉も、言い方ひとつで印象が変わります。「お願い→ありがとう」を練習し、自分を慣らしていってください。

小さなお願いから始める

最初は「ちょっとした手伝い」を依頼することから始める。「ペン貸して」くらいの、小さくて簡単なお願いからスタートすると、自分も相手も負担を感じにくい。

これ
どうやるの？

ペン
貸してくれる？

この資料の意味が
よくわからないんだ
よね

この段ボール
移動するのを
手伝って！

美術館に
行くルート、
調べておいて！

相談という形で甘える

直接的な頼み事が苦手な場合は、相談という形で依頼する。お互いに意見を出し合うという体裁をとれば、心の負担が軽くなる。

この企画について、
アドバイスを
いただけますか？

子どものことで
困ったなぁと
思うことがあって。
あなたはどうしてる？

少しだけ自分の弱みを見せる

自分の弱みを見せることに抵抗がある場合、少しだけ自己開示をしてみる。相手もそこをきっかけに関わる余地ができる。

最近、ちょっと
疲れていて……

親が高齢で
足腰弱ってきてね

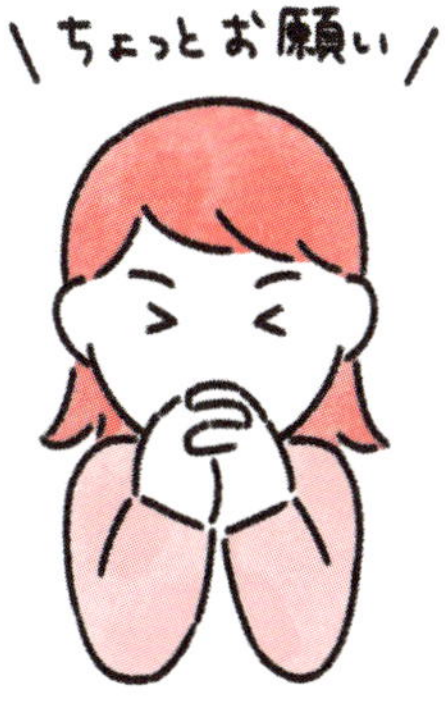

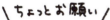

最後は必ず感謝の気持ちを！

最後は必ず感謝の言葉を伝える。「ありがとうございます」「助かりました」など、相手の協力に対して言葉にして感謝の気持ちを伝えることで、良好な関係性を築ける。

愛着再形成のレッスン⑤

生活のなかで助けられたことを思い出して、記憶を上書きする

「プチ甘え」を始めた患者さんは、しばらくすると「あれ、私、前からプチ甘えしていたのかも」と気づくことがあります。

困ったときにちょっと友だちに相談したり、先輩や同僚に頼ったりしたことはないでしょうか。「ひとりでがんばってきた」と思っていても、普段の生活のどこかで誰かに助けてもらった経験はあるはずです。人は生きている以上、必ずどこかで「プチ甘え」をしているのです。

新しいことを始めなくても、見方を変えるだけで心は変化します。

「自分は愛される価値のない人間だ」と思っている人も、「こんなに人に大切にされてきたんだ」と気がつくと、人生は愛情に包まれたものに変化します。

幼い頃、風邪を引いて寝ていたとき、いつも厳しかったお母さんが優しくしてくれたことはありませんか。「ほうっておかれた」という思い込みが、そんな記憶に蓋をしていないかどうかふり返ってみましょう。

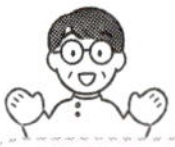

Message

ささいなできごとがきっかけとなり、
子どもの頃に本来受けとるべきだった
「人に優しくしてもらう喜び」を得られることがあります。
そこからあなたの凍りついていた心が溶け始めます。

経験すれば、世界は変化する

軽い熱中症になり職場で倒れてしまったA子さん。意識が戻ると職場のみんなに囲まれていました。自分を起き上がらせ、水を差し出してくれるみんなの姿を見ていたら、「迷惑かけた」という恥ずかしさより、嬉しさが込み上げてきたそうです。人に助けられる体験により、自己に価値を見出せるようになると、周囲の見え方も変化します。

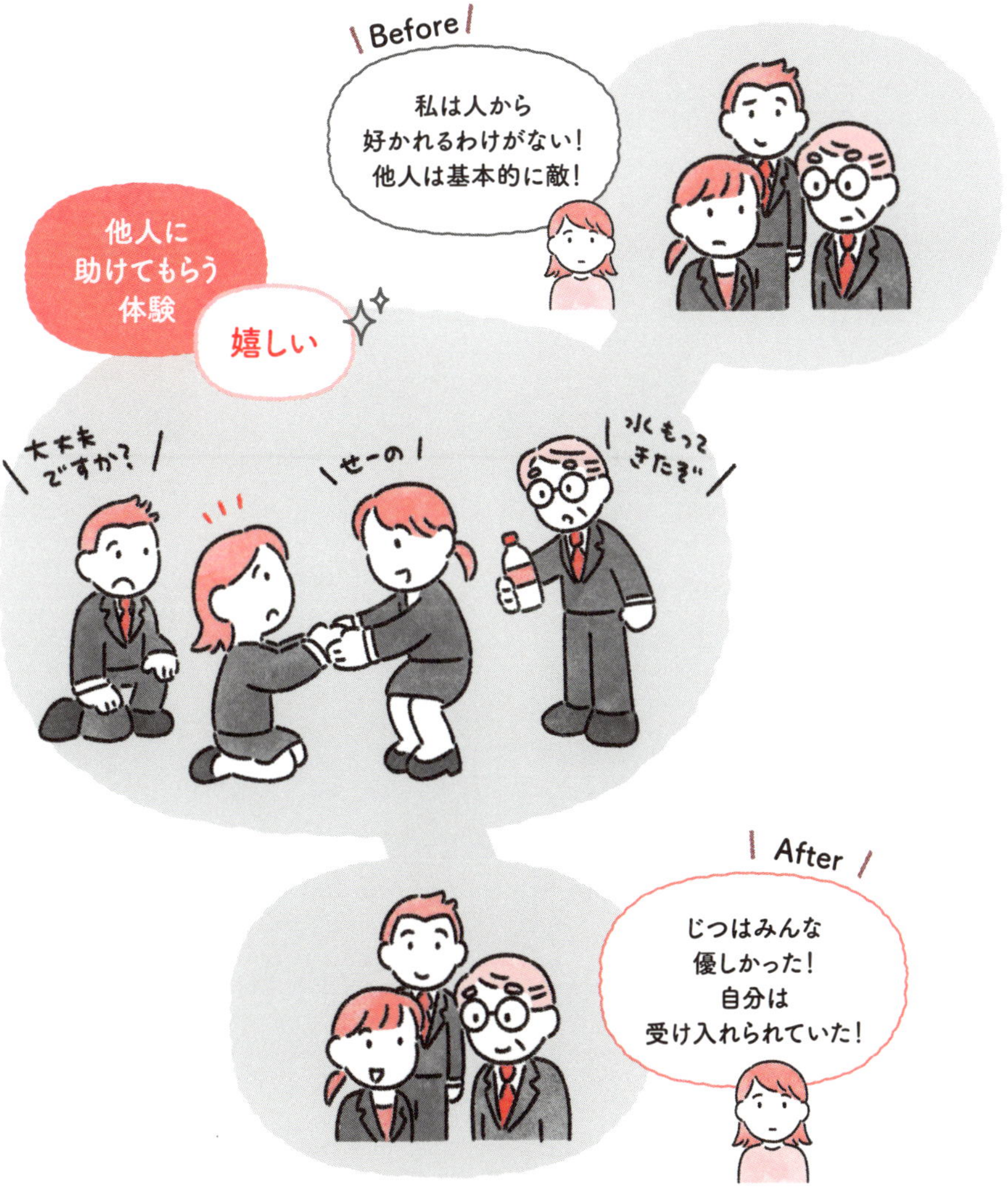
Before
私は人から
好かれるわけがない！
他人は基本的に敵！
他人に
助けてもらう
体験
嬉しい
大丈夫ですか？
せーの
水もってきたぞ
After
じつはみんな
優しかった！
自分は
受け入れられていた！

愛着再形成のレッスン⑥

心が緩んだら、仮面の裏の不完全な自分を受け入れる

人はその場の状況や相手によって、異なったパーソナリティを演じます。無意識に「仮面」をつけかえて生きているのです。

初めて「素の自分」があらわれる

たとえば、会社で働いている自分と家でくつろいでいるときの自分は同じではありません。友だちや恋人と会っているときも、相手によってまったく異なった顔を見せるでしょう。

もちろんどれも偽りではありません。人は社会生活をするうえでもっともふさわしいと思う仮面をつけて生きるようにできているのです。

仮面を外したときの「素の自分」をどう意識しているかは人によって異なります。とくに愛着に問題がある人は「素の自分」に対する意識が希薄で、自己肯定感が低く「自分に価値がある」と感じることも難しいのです。

「仮面を外したらとんでもない自分が出てくるかもしれない」と、仮面の下の自分を見ることに恐怖を感じています。レッスン3~4で触れたように、「いったん心の蓋を外すと甘えや依存がとめどなく噴き出すような気がする」と言う方もいます。

いつ誰に自己否定を擦り込まれたのか?

愛着再形成のレッスンが進むと少しずつ心が緩んでくるので、徐々に素の自分が見えてきます。すると、それにつれてあらわれる不完全な自分に対し、自己否定的な考えが浮かんでくることがあります。

自己否定的思考に気づいたら、それがいつ生まれたのか考えてください。自分を否定する思考パターンは、生まれながらのものではないはずです。おそらく、幼少期に誰かが放った言葉があなたの心のなかに入り込み、そのまま棲みついてしまったのでしょう。

だとしたら、それは本来のあなた自身ではなく異物です。自分を苦しめる思考パターンが異物とわかるだけでも、悪影響は小さくなります。

たとえば、自分の組織にスパイが侵入したとします。誰がスパイなのか判明すれば被害はかなり減らせます。もちろんスパイを叩き出すのがベストですが、たとえ叩き出せなくても、スパイを感知したときに「こ

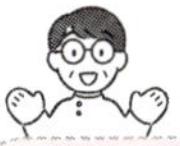

Message

年をとるほど、いろいろな仮面が増えていくため、
素の自分が見えなくなっていきます。
そして自分を守ってきたともいえるでしょう。
でも、いまそのシステムが行き詰まってきたのなら、
少しずつ仮面を外し、奥に隠れている自分を見つけにいきましょう。

れは外部からの侵入者だ」と認識すれば、スパイから組織を守ることができます。

同様に、自己否定の思考パターンがいつどこで心に投げ込まれたのかをふり返り、「これは自分ではない」ことを確認しましょう。

仮面の裏にいたのはどんな自分？

さて、心が緩み、仮面が割れた後にはどんな自分があらわれましたか。そこに「小さな自分」の姿は見えませんか。隠れていた小さな自分が「助けて」と、弱々しい声で救いを求めているのではないでしょうか。

いままで声を聞いてもらえなかった小さな自分は、存在を認めてほしいと願っています。けっして自己否定のパターンにおちいることなく、その子のすべてを受け入れ、ねぎらってあげましょう。親が子どもを「よしよし」するように、頭をなでて安心させてあげてください。

レッスン1で、あなたは過去をふり返り、いままでがんばってきた自分に対して「お疲れさま」と労をねぎらってあげたはずです。

今度は、長いあいだ強固な仮面の下に隠れていた、小さな自分を見つけ出し、同じように労をねぎらってあげてください。「もう大丈夫。安心していいんだよ」と、優しく声をかけてあげましょう。

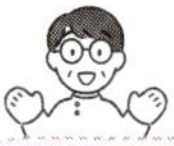

Message

仮面が割れて、「小さな自分」があらわれたら、「お疲れさま。よくがんばったね」「もう大丈夫だよ」と言ってあげてください。

不要なものを捨てていく

ネガティブな気持ちをすべて否定する必要はありません。でも、それがいつもわき上がり、あなたの行動を止めてしまうのであれば、なにに由来しているものなのかを見つめなおす必要があります。あなたがそう思うようになったきっかけを、たどってみてください。その出所がわかるだけでも、心が癒やされるはずです。親や周囲の人から投げ込まれた異物であり、もう不要なものだとわかったら、勇気を出してそれを捨てていきましょう。

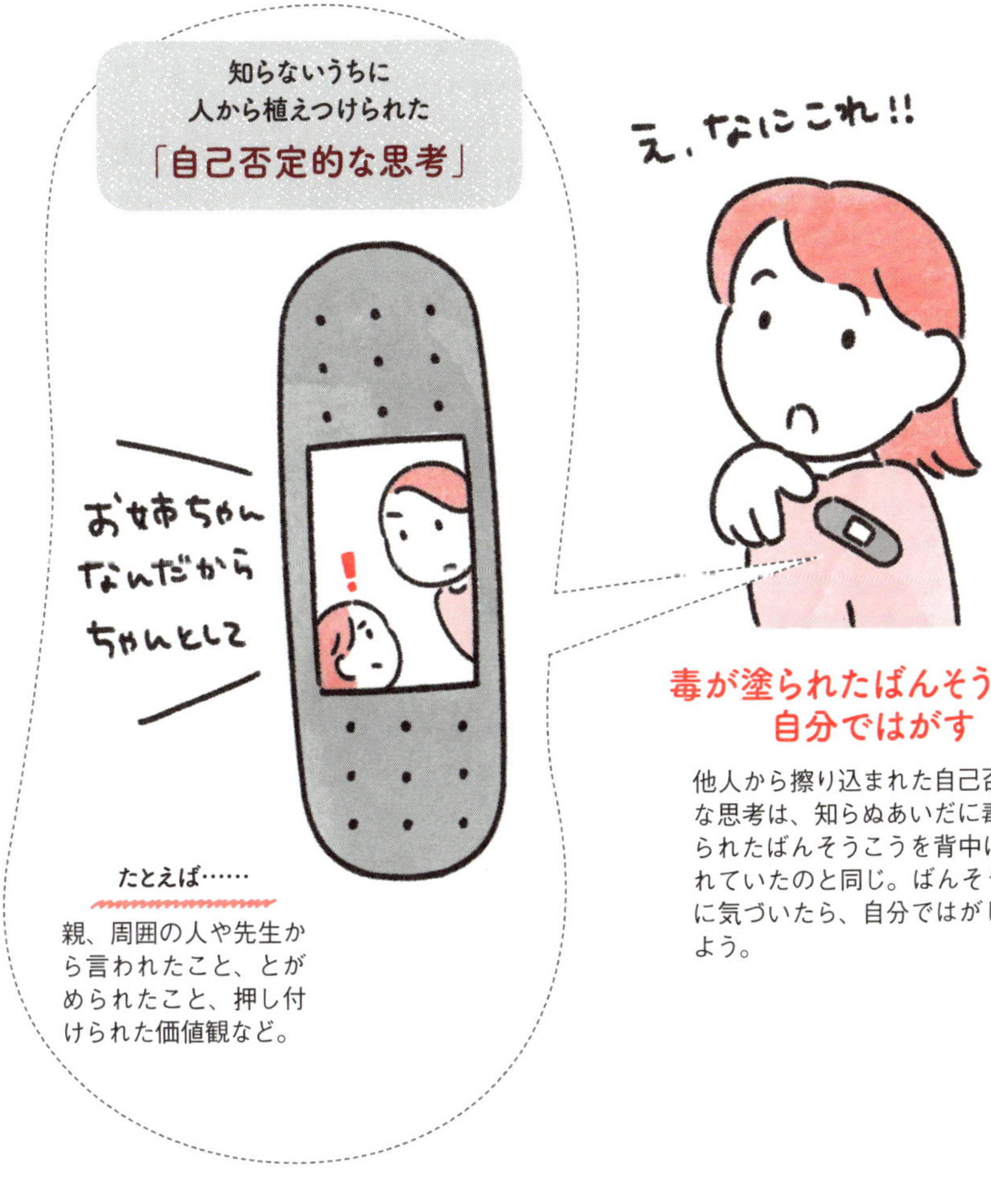
知らないうちに
人から植えつけられた
「自己否定的な思考」
え、なにこれ!!
お姉ちゃん
なんだから
ちゃんとして
!
たとえば……
親、周囲の人や先生から言われたこと、とがめられたこと、押し付けられた価値観など。

毒が塗られたばんそうこうを自分ではがす

他人から擦り込まれた自己否定的な思考は、知らぬあいだに毒が塗られたばんそうこうを背中に貼られていたのと同じ。ばんそうこうに気づいたら、自分ではがしてみよう。

愛着再形成のレッスン⑦

自分を総動員してかわいがり、自分自身を救い出す

愛着を再形成する対象は、親、親の代わりになる友だちやパートナー、周囲の人などがあることを説明しましたが、ここでもうひとつの方法「エンプティチェア」をご紹介しましょう。

まず、椅子を目の前に置き、そこに子どもの自分が座っていると想像します。孤独な子どもの自分をイメージしたら、いまのあなたが「がんばってるね」と声をかけ、いたわってあげましょう。

「あのときはお母さんも余裕がなくてあなたはさみしい思いをしたけど、いまの私があなたのことを愛してあげるからね」と励まします。これまでがんばってきた小学生の自分、中学生の自分、高校生の自分……現在までの自分を総動員して、目の前の小さい自分にエネルギーを送り、そこから引き上げてあげましょう。

最初はうまくイメージできないかもしれませんが、くり返すうちに少しずつ子どもの自分を自然に励ませるようになります。

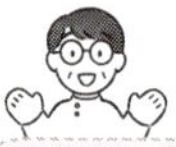

Message

いまのあなたがここにいるのは、
過去のさまざまな時代のあなたががんばってきたからです。
今度は、ずっと昔、たったひとりで奮闘していた
小さいあなたをあなた自身が助けてあげてください。

エンプティチェアで子どもの自分と対峙

あなたの向かいに座っている小さな頃のあなたは、小さく、弱く、経験もなく無知で人に抗う術ももちませんでした。その子に向かって、いまに至るさまざまな時代の自分を総動員し、話しかけてみましょう。終わったら、向かいの椅子に座りなおします。そして、自分が伝えたことに対し、子どもの自分になったつもりで答えます。いまの自分が、子どもの頃の自分を受け入れ愛してあげることで、あなたの愛着の問題が少しずつ変化します。

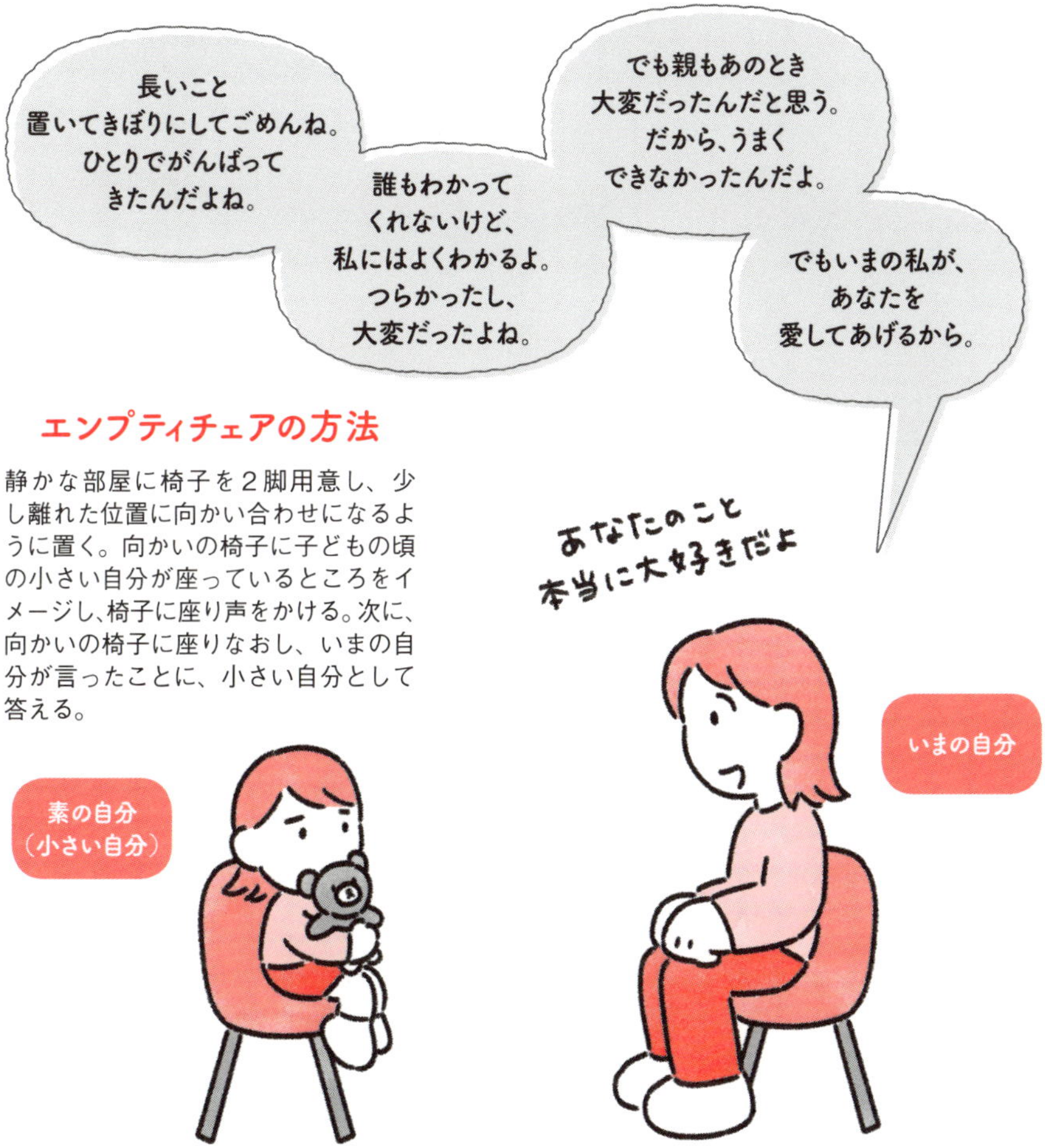
長いこと
置いてきぼりにしてごめんね。
ひとりでがんばって
きたんだよね。
誰もわかって
くれないけど、
私にはよくわかるよ。
つらかったし、
大変だったよね。
でも親もあのとき
大変だったんだと思う。
だから、うまく
できなかったんだよ。
でもいまの私が、
あなたを
愛してあげるから。
あなたのこと
本当に大好きだよ
素の自分
（小さい自分）
いまの自分

エンプティチェアの方法

静かな部屋に椅子を２脚用意し、少し離れた位置に向かい合わせになるように置く。向かいの椅子に子どもの頃の小さい自分が座っているところをイメージし、椅子に座り声をかける。次に、向かいの椅子に座りなおし、いまの自分が言ったことに、小さい自分として答える。

愛着再形成の確認

愛着が生まれてくると、忘れていたいいことを思い出せるようになる

昔の写真はいつ見ても同じですが、人の心のなかでは同じできごとを思い出しても映像は変化します。気づかなかったものが見えることもあれば、同じ色なのに明るく見えたり暗く見えたりすることもあります。

親についてのポジティブな記憶がよみがえることも

たとえば、うつ病の人はいいことをなかなか思い出せません。浮かんでくる記憶には暗いイメージばかりがまとわりついています。ところが回復してくると、楽しかったことや幸せだったことを思い出せるようになります。さらに同じ記憶をたどっても、暗かったイメージが明るい記憶に塗り変えられていることもあります。

愛着に問題を抱えている人も、同じような回復の経過が見られます。普通に育った人でも、愛着がじゅうぶんでないといい記憶が浮かんでこないのです。「よかったことを思い出してください」と言うと、暗い

理解のあるきょうだいなら味方になってもらう

同じ家庭で育っても、親に対する感情はきょうだいそれぞれに異なることがあります。愛着に問題を抱えている人に必ずしも共感してくれるわけではありません。期待して告白しても、同意を得られないことも多々あるでしょう。

もし「あのときひどい目にあったね」「お母さんはあなたには厳しかったね」と、自分が過去に置かれていた状況について理解してくれるなら、大きな精神的支えになります。

思い出がフラッシュバックし、打ちのめされてしまうことがあります。

ところが、愛着の再形成が進んでくると、不思議なほど変わります。それまで話したことのなかった親との楽しい思い出を口にするようになるのです。話しながら、「そういえば、こんな楽しいこともあったんですね」と、自分が思い出した記憶に自分で驚く人もいます。

愛着が回復するとレジリエンスが機能し始める

患者さんが明るい思い出を話すようになると、私はレジリエンスが機能し始めたと感じます。レジリエンスとは、外から加わった力による歪みを跳ね返す力です。心がダメージを受けても、回復できる自己治癒力であり、失敗を乗り越えるために反省し、試行錯誤しながら再挑戦できる力のことです。

この力も、愛着形成がベースとなり育まれます。

レジリエンスには基本的安心感と自己肯定感が不可欠です。愛着形成のサイクルが回り始めるとレジリエンスも強まっていきます。

愛着がしっかり再形成されれば、長いあいだ忘れていた幼少期の明るい記憶にも光が当たります。過去のできごとに新たな意味が生まれ、自分を大切にできるようになると、世界が色鮮やかに見えてくるでしょう。

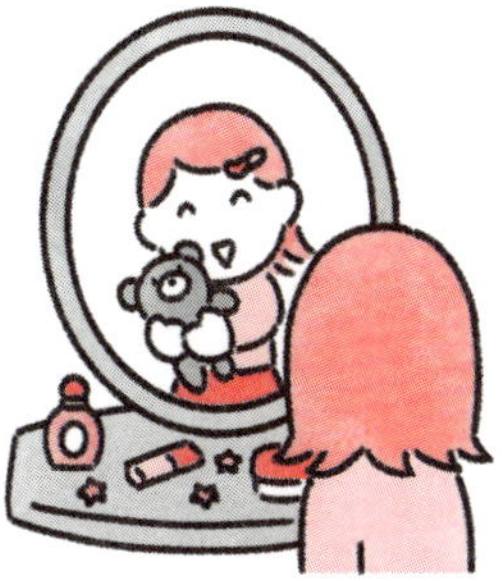

村上伸治（むらかみ・しんじ）

精神科医・川崎医科大学附属病院心療科副部長。

1989年岡山大学医学部卒業後、岡山大学助手、川崎医科大学講師を経て、2019年より川崎医科大学精神科学教室准教授。専門は青年期精神医学。著書に『実戦 心理療法』『現場から考える精神療法 うつ、統合失調症、そして発達障害』（共に日本評論社）、編著として『大人のトラウマを診るということ　こころの病の背景にある傷みに気づく』『大人の発達障害を診るということ　診断や対応に迷う症例から考える』（共に医学書院）などがある。

●川崎医科大学附属病院　https://h.kawasaki-m.ac.jp

［参考文献］

『大人のトラウマを診るということ　こころの病の背景にある傷みに気づく』
青木省三・村上伸治・鷲田健二 監修（医学書院）

「こころの科学」216号2021年3月号【特別企画】大人の愛着障害
村上伸治・青木省三 編集（日本評論社）

「そだちの科学」2019年10月号通巻 33号：愛着とその障害
滝川一廣・杉山登志郎・田中康雄・村上伸治・土屋賢治 編集
（日本評論社）

心のお医者さんに聞いてみよう
大人《おとな》の愛着障害《あいちゃくしょうがい》
「安心感」と「自己肯定感」を育む方法

2024年 12 月 15 日　初版発行
2025年 4 月 6 日　2 刷発行

監修者・・・・・・・・村上伸治《むらかみしんじ》
発行者・・・・・・・・塚田太郎
発行所・・・・・・・・株式会社大和出版
東京都文京区音羽1－26－11　〒112－0013
電話　営業部03-5978-8121 ／編集部03-5978-8131
https://daiwashuppan.com
印刷所・・・・信毎書籍印刷株式会社
製本所・・・・株式会社積信堂

ISBN978-4-8047-6449-8